Sexo y Juventud

NUEVA EDICION

Luis Palau

EDITORIAL
UNILIT

Publicado por
Editorial **UNILIT**
Miami, Florida
© Derechos reservados

Derechos de Autor   © 1987 por Luis Palau
Todos los derechos reservados. Este libro o porciones no puede
ser reproducido sin el permiso escrito de su autor.

Nueva edición 1987
corregida y aumentada
Editora Leticia Calçada

3a. Impresión 1990

Ediciones anteriores publicadas por
Editorial Caribe

Porciones bíblicas citadas de
Santa Biblia, Revisión 1977
Editorial CLIE. ©Derechos reservados
(Cambios efectuados con permiso de la Editorial)
Otras citas marcadas BD.
La Biblia al Día
Living Bibles International
© Derechos reservados

Cubierta por: Gary Cameron
Tipografía: HECSI International, Corp.
Miami, Fla.
Printed in Colombia.
Impreso en Colombia

Producto No. 498019
ISBN-0-8423-6522-2

CONTENIDO

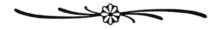

Introducción

Decidí escribir este libro porque en mi corazón amo a la juventud. Tengo cuatro hijos varones y deseo para ellos toda la felicidad que sólo Dios puede dar. Veo tanta infelicidad en los hogares, en las familias y entre la juventud, que creí imprescindible dar una palabra de advertencia y aliento al mismo tiempo.

En estas páginas, joven lector, hallarás pautas que te ayudarán en el camino de la vida, del amor, del sexo y del matrimonio. Cuántas veces por dejadez o descuido se deja de lado esta cuestión importantísima, este pilar que puede engrandecer a la persona o degradarla.

SEXO Y JUVENTUD es el complemento de otro libro que he escrito para los jóvenes solteros. Me refiero a ¿CON QUIEN ME CASARE? Se lo recomiendo a la juventud ya que lo escribí para completar el concepto integral del control de los deseos y pasiones sexuales por un lado, y por el otro la vital elección del compañero de la vida.

Dios hizo un precioso regalo a la juventud, un regalo que durante toda la vida puede resultar en felicidad sin par. Veamos juntos, entonces, los distintos aspectos de la maravilla sexual según el maravilloso plan de Dios.

Luis Palau

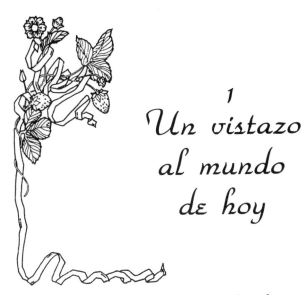

1
Un vistazo al mundo de hoy

La juventud hoy sabe demasiado sobre el sexo. Sabe más de lo que mi abuela pudo haber aprendido en toda su vida.

Siempre recuerdo a una niña de 7 u 8 años cuya maestra dijo: "Escribe una historia sobre tu familia." La niña pensó: "Va a ser mejor que comience por el principio." De manera que fue a su mamá y le preguntó: "Mamá, ¿de dónde vine yo?"

La mamá se puso un poco incómoda—a las madres no les entusiasma demasiado hablar del sexo—así que contestó a la niña: "Te trajo la cigüeña."

La criatura entonces prosiguió con el interrogatorio: "Mami, si a mí me trajo la cigüeña, ¿quién te trajo a ti?"

La mamá se puso aun más nerviosa: "Bueno, a mí también me trajo la cigüeña."

La niña, realmente confundida, decidió ir a hablar con su abuela. "Abuelita, ¿cómo viniste al mundo?"

La abuela tampoco pudo decirle la verdad, y contestó: "Bueno, me trajo la cigüeña."

La niñita entonces se sentó y escribió en su cuaderno: "En tres generaciones en mi familia no ha habido un nacimiento normal."

A veces los padres creen que sus hijitos no saben nada sobre el sexo. Por lo general dicen: "Susanita, la chica que vive en la esquina, ella sí es grandecita ya. Pero mi Cristina, la pobrecita es tan dulce y tan ingenua . . ." ¡Si supieran de qué habla Cristinita con sus amigas!

Si decido predicar sobre el tema "Sexo y juventud", hay padres que a menudo se molestan. "¿Qué le pasa a Palau? ¿Va a hablar del sexo en la iglesia?" Mientras tanto, los hijos de esos mismos padres leen toda clase de libros baratos y los esconden bajo la cama. Y sin embargo, mamá y papá imaginan que todavía los chicos no saben nada.

SEXO TRISTE

Cuando una persona desconoce la Biblia, por lo general cree que el sexo produce infelicidad y tristeza. Yo lo llamo "sexo triste." Todo el mundo parece saber acerca del aspecto físico del sexo, el aspecto en que se pone todo el énfasis. Sin embargo, ese conocimiento no es equilibrado porque no saben dar sino sólo recibir.

En 1944 una monja hizo un estudio sobre el tipo

de lectura común entre los adolescentes. Hace algunos años la misma monja realizó nuevas investigaciones. Descubrió que "en 1944 los adolescentes eran chicos que estaban creciendo. Pero hoy los adolescentes son adultos jóvenes. Ya no son niños.''

Es muy cierto. Los jóvenes de la década del '80 no son como los adolescentes de generaciones pasadas. El impacto de los medios masivos y del violento cambio en las actitudes morales, dan como resultado adolescentes que crecen en forma apresurada y quieren satisfacer sus apetitos y deseos, pero por falta de madurez no los pueden controlar.

Hace varios años el gobierno de México expulsó a toda una compañía teatral extranjera, cancelando de esa manera una obra teatral inmoral titulada HAIR, donde todos los actores actuaban completamente desnudos—hombres y mujeres juntos.

Lamentablemente la actitud de ese gobierno no es modelo ni ejemplo para nadie hoy día. En la ciudad de Buenos Aires, la obra de teatro LA LECCION DE ANATOMIA permaneció en cartel por largos años. Allí también hombres y mujeres se desnudaban todos sobre el escenario, como si fuese lo más natural del mundo. Lo que me asombra es que pseudo eruditos y entendidos alababan esta obra teatral, ensalzando la transparencia de todos los actores y la lección moral.

Vivimos en una cultura obsesionada con el sexo. El sexo se ha convertido en un dios. Por supuesto que el interés existió desde Adán y Eva; es innegable. Pero ese interés mundial hoy se está explotando para mal de la sociedad.

Las compañías publicitarias aprovechan este interés para atraer a la gente con sus productos. Hoy se usa el sexo para vender automóviles, para vender bebidas con y sin alcohol, ropa, trajes de baño, perfumes exóticos y hasta para vender un tubo de crema dental. Como consecuencia, tenemos una idea equivocada y torcida del significado y valor del sexo, como así también de los efectos que puede tener en nuestra vida.

Hoy es fácil tener acceso a revistas o libros sucios y baratos. La literatura corrupta está al alcance de la mano. Muchas publicaciones femeninas están llenas de material provocativo y sugerente. Lo mismo sucede con los programas de televisión. Hasta las revistas informativas están inundadas de corrupción.

A través de los años y cada vez con más frecuencia, tenemos entrevistas con hombres y mujeres, muchachos y chicas con tremendos problemas en su vida personal, terribles problemas relacionados con el sexo, problemas causados por desconocimiento del cristianismo en el área sexual.

El sexo es una fuerza tremenda. Se ha usado para levantar y destruir naciones, para construir preciosos hogares y también para destruir centenares y millares de vidas—según el uso que se le dé a esta estupenda energía sexual.

A pesar del elevado nivel cultural que hemos alcanzado en este siglo XX, la nuestra es una generación decadente. Hay varios aspectos en que esto se evidencia.

JUGUETE DEL HOMBRE

Vemos decadencia en el concepto que el hombre tiene de la mujer. Con la mayor desvergüenza se dice abiertamente en revistas, periódicos, filmes y canciones que la mujer es un juguete del hombre. Algunos alegan que en la antigüedad cuando se hablaba del honor de la mujer, era todo hipocresía. Dicen que a escondidas se practicaban muchos pecados similares a los de nuestros días. Pero ese argumento es superficial. El que antes pecaba, ADMITIA que estaba pecando. El que peca hoy, trata de convencer a todos de que lo que hace es totalmente normal. Se afirma que la inmoralidad es sana y razonable, y se pide que la aceptemos como natural y lógica. Sin embargo en la Biblia leemos la exhortación de San Pablo a que el hombre cristiano trate a las jóvenes *"como a hermanas, con absoluta pureza"* (1 Timoteo 5:2 BD).

ENDURECIMIENTO

Vemos la decadencia en la pérdida de la virtud y en el endurecimiento de la sensibilidad de los jóvenes.

En algunos países del mundo occidental se enseña abierta y oficialmente todo lo que hay que saber sobre la faceta física del sexo. Para innumerables jóvenes ya nada es misterioso. Nada se mantiene en suspenso para lo que pudiera ser el día más emocionante de su vida, el día de la boda. Como resultado, en lugar de tener una conciencia recta, millares la tienen cauterizada. El apóstol Pablo dijo a su joven amigo Timoteo: *"...manteniendo la fe y buena conciencia..."* (1 Timoteo 1:19).

El cinismo ha suplantado a la candidez. El temor de Dios ha desaparecido de millones de familias a pesar de la sentencia salomónica: *"El principio de la sabiduría es el temor de Dios"* (Proverbios 1:7). La iglesia es en gran parte responsable de esta situación pues no ha enseñado la verdad total acerca del sexo según la Biblia. Los sermones y conferencias juveniles se dedican casi con exclusividad a tronar en la periferia negativa del tema. Se oye poca enseñanza positiva sobre lo maravilloso de las relaciones interpersonales bien practicadas.

Por otra parte el mundo moderno, pagano aunque brillante, se ha adelantado en la iniciativa con sus prédicas libertinas y sus burlas de las bases morales y espirituales de la Biblia, la Palabra de Dios. La sociedad de hoy sonríe tolerante a nuestras convicciones cristianas, haciendo caso omiso de lo que ellos llaman nuestras "excentricidades." Los cristianos somos responsables ante nuestra generación y en especial ante los jóvenes; ese es un hecho ineludible. Es indispensable que seamos nosotros quienes llevemos la iniciativa en esta cuestión crucial.

Como consecuencia del endurecimiento, cada vez vemos más corrupción por todas partes. En todos los países de América Latina un alto porcentaje de la población proviene de uniones ilegítimas.

Hace unos años uno de los integrantes de nuestro equipo caminaba por las calles de Bogotá, Colombía, cuando vio a cinco o seis muchachitos que arrastraban una gran caja de cartón. Como los chicos no parecían tener más de 7 u 8 años, mi amigo se detuvo y les preguntó: ''¿Qué tienen en esa caja?'' Los niños entonces hicieron a un lado unos trapos viejos, algunos periódicos sucios, y allí, en el medio de la caja, había una criaturita de dos semanas de vida. Mi amigo les preguntó: ''¿Dónde encontraron a este bebé?'' Los niños contestaron: ''En un tacho de basura a pocas cuadras de aquí.''

''¿Dónde está la madre? ¿Dónde está el padre?'' Los chicos replicaron: ''No sabemos. Nosotros lo encontramos y ahora estamos buscando algo de comida para darle.''

En toda América Latina millares y millares tienen tremendos y trágicos problemas. Las estadísticas del gobierno colombiano señalan que medio millón de niños y niñas vagan por las calles de Colombia y duermen en las plazas y en la calle. Medio millón de chicos no saben quiénes son sus padres y no tienen a nadie que cuide de ellos. Lo he visto con mis propios ojos porque con mi esposa Patricia vivimos allí durante tres años.

Estos jovencitos viven solos. Fueron traídos al mundo fuera de los lazos matrimoniales, por lo general por adolescentes. Fueron abandonados y luego se convirtieron en víctimas de pervertidos y degenerados, los únicos que les prestaron atención.

Hace no mucho tiempo en un país europeo se publicó un libro que, entre otras cosas, enseñaba a los niños cómo masturbarse.

Cuando con nuestro equipo tuvimos una cruzada evangelística en San José de Costa Rica, descubrimos que literalmente hay millares de niñas prostitutas. El gobierno lo sabe, pero parece no hacer nada. Recuerdo que en las noches, al caminar desde el canal de televisión de regreso al hotel, niñas de quienes muchos hubieran podido decir: "es como mi hija, una criatura", se acercaban a nosotros y nos hacían ofrecimientos como cualquier mujer de la calle.

Este es el panorama de nuestro mundo porque la influencia de la Biblia es mínima. Cuando seguimos las enseñanzas bíblicas estamos protegidos, y nuestras niñas, nuestras esposas, nuestros hijos estarán protegidos. La Biblia es la mejor guía en cuanto a los asuntos sexuales.

PORNOGRAFIA

Decimos que la nuestra es una generación decadente por la pornografía tan descarada que se promueve a través de los medios de comunicación masivos.

Un domingo por la mañana al dirigirme con mi familia a la iglesia, pasamos frente al puesto de periódicos y revistas en una gran ciudad. Era temprano, pero a pesar de ello un joven estaba comprando una revista cuya cubierta ostentaba la fotografía de una mujer totalmente despojada de ropas. El precio de aquella publicación era ridículamente bajo. Me pregunté: "¿Qué clase de pensamientos estarán pululando en la mente de este joven? Su primera decisión al levantarse un domingo por la mañana es comprar lujurioso material pornográfico. ¿Qué imágenes inundarán su mente al leer tales publicaciones y contemplar fotografías cuyo único propósito es provocar el deseo sexual. Indudablemente al acostarse esta noche la mente de ese joven será un montón de basura moral.''

Las películas, el teatro, las revistas, las canciones, todo parece formar parte de una malvada conspiración de Satanás, el ladrón de la virtud humana. Se publica material sugestivo y pornográfico que luego se pone al alcance de todas las edades y posibilidades económicas. Otro peldaño descendente lo constituye la pornografía infantil, ideada por mentes torcidas y llenas de lujuria, llenas del veneno del pecado, totalmente corrompidas. Lo paradójico es que ocurre en una civilización que se jacta de avances y adelantos como jamás los hubo antes en la historia.

ADULTERIO

La atroz deslealtad en los matrimonios es también una señal de la decadencia de nuestra generación. Todas las clases sociales están contaminadas por el pecado de adulterio. He conversado con centenares de hombres casados que me han confesado su proceder vergonzoso.

La infidelidad entre marido y mujer en este siglo XX es tanto más repugnante por cuanto somos una generación que se considera la más culta en la historia de la humanidad. ¿Y cuáles son los resultados? Corazones partidos, promesas quebrantadas, conciencias manchadas, hijos avergonzados y desorientados, con pocas o ninguna esperanza de un futuro pleno y feliz.

¿Qué pasa con sus sueños de calor y amor paternales, con sus ideales de seguridad en el hogar? Se hacen pedazos. Millares entonces se endurecen a temprana edad y se tornan incrédulos. En la década del '60 fueron los hippies, más recientemente los "punk", y no sabemos qué otros grupos surgirán como resultado de familias deshechas.

DROGAS

La popularidad del uso de drogas en círculos estudiantiles—hoy día hasta en las escuelas primarias—demuestra a las claras la decadencia moral de nuestra era.

Hay una creciente aceptación de vicios que causan toda clase de trastornos físicos, psicológicos y miseria social. ¿Por qué no dedicamos más tiempo a combatir estos males destructivos? ¿Cómo justificar nuestra inactividad ante lo que debiera alarmarnos? Si el remedio para esta corrupción es Jesucristo y sus Buenas Noticias, ¿cómo explicaremos ante el Señor nuestra apatía?

Millones en el mundo entero están corriendo de la religión al psicólogo y de éste al psiquiatra. ¿No es hora de que los cristianos verdaderos hagamos una proclamación clara y elocuente del poder de Aquel que nos libertó de esas mismas cadenas? ¿No debemos acaso dar testimonio a nuestros amigos, familiares y vecinos? ¿No debemos hacerles saber que hay alguien que *"nos amó y nos liberó de nuestros pecados con su sangre"* (Apocalipsis 1:5), y que este Jesucristo puede hacer lo mismo con ellos?

PERVERSION

La aceptación que públicamente buscan los homosexuales es otra confirmación de que la nuestra es una generación en decadencia.

La Palabra de Dios dice:

. . . cambiaron la verdad de Dios por la mentira, adorando y dando culto a las criaturas en lugar de al Creador, el cual es bendito por los siglos. Por esto Dios los entregó a pasiones vergonzosas; pues aun sus mujeres cambiaron el uso natural por el que es contra naturaleza, y de igual modo también los hombres, dejando el uso natural de la mujer, se encendieron en sus deseos lascivos, los unos hacia los otros, cometiendo hechos vergonzosos hombres con hombres, y recibiendo en sí mismos la retribución debida a su extravío. Y como ellos no tuvieron a bien el reconocer a Dios, Dios los entregó a una mente reprobada, para hacer cosas impropias . . . (Romanos 1:25-28)

La historia demuestra que los grandes imperios como el egipcio, el babilónico, el griego y el romano, se desmoronaron, entre otras cosas, por su depravación moral. La decadencia espiritual de una nación se descubre por su actitud liviana y superficial hacia las prácticas malsanas e inmorales, prácticas que permiten en forma abierta y sin escrúpulos. La descuidada tolerancia de la sociedad moderna en cuanto a perversión moral es alarmante. En la Biblia leemos:

"A pesar de conocer el veredicto de Dios, que los que practican tales cosas son dignos de muerte, no sólo las hacen, sino que también se complacen con los que las practican" (Romanos 1:32).

Muchos inconversos que caen en pecado son como ciegos que caen en pozos. Tropiezan y caen, y ni siquiera saben qué les ocurrió. En la Palabra de Dios hallamos que los pecadores son como los ciegos, que no saben con qué tropiezan (Proverbios 4:19).

TODO COMIENZA EN LA MENTE

Todo pecado comienza en la mente. Los pensamientos provocan las acciones, y éstas debilitan la voluntad. La voluntad responde a las insinuaciones de los pensamientos y las emociones. De esta manera la mente se oscurece y la persona comienza a arrastrarse a una vida inmoral.

El intelecto se ha desarrollado, pero el área moral ha quedado paralizada. Esto es calamitoso. Dios advierte: *"Por encima de todo, guarda tu corazón, porque de él mana la vida"* (Proverbios 4:23). La educación de una mente sana comienza recibiendo a Cristo en el corazón, y se desarrolla con la lectura de la Palabra de Dios. La sensibilidad moral e intelectual ha de cultivarse mediante las Sagradas Escrituras y un diario caminar con Dios.

LAS PROFECIAS NOS PONIAN EN SOBREAVISO

Una cosa sabemos con certeza: la disolución actual

no toma a Dios por sorpresa. Hace 2000 años San Pablo advertía a su joven amigo Timoteo:

Y debes saber esto: que en los últimos días vendrán tiempos difíciles. Porque habrá hombres amadores de sí mismos, avaros, vanagloriosos, soberbios, blasfemos, desobedientes a los padres, ingratos, impíos, sin afecto natural, implacables, calumniadores, intemperantes, crueles, aborrecedores de lo bueno, traidores, impetuosos, infatuados, amadores de los deleites más bien que de Dios. (2 Timoteo 3:1-4)

SEXO Y BIBLIA

Algunos dicen: "Oh, la Biblia no tiene nada que decir sobre el sexo." Pero al leer la Biblia hallarás más historias sobre este tema que prácticamente sobre cualquier otro. Y sin embargo muchos se incomodan cuando un predicador habla sobre el tema sexual.

La Biblia abunda en información sana y seria, e incluye enseñanzas precisas. Desde su primera página hasta la última, el tema del sexo, el amor y el matrimonio se trata bajo la inspiración del Espíritu Santo de Dios. Al cristiano le interesa apasionadamente conocer la opinión de Dios sobre estos temas, y desea saber cuáles son las directrices bíblicas para su vida y cuáles los inspirados consejos que le librarán del fracaso.

El cristiano verdadero sabe que la ruta trazada por Dios le conduce a la felicidad y a la satisfacción interior. El cristiano se dice: "Dios es mi padre, me ama y me conoce en cada una de mis dimensiones. Dios busca mi bien. ¿Qué dejó grabado en las páginas de la Sagrada Escritura para mí?" En contraste con todo lo contaminado y erróneo que la juventud puede oír y leer sobre el sexo "en la calle," las lecciones bíblicas están marcadas por claridad y pureza.

Si quieres un pasaje sobre la hermosura del amor y la pureza del matrimonio, lee en la Biblia el libro del Cantar de los Cantares. Si quieres conocer la advertencia más poderosa que yo jamás haya leído contra la inmoralidad sexual, busca el capítulo 7 de los Proverbios. Si deseas instrucciones con respecto al orden de una familia feliz, ideal, maravillosamente cristiana, lee el capítulo 5 del libro a los Efesios. Si anhelas saber cuál es el destino de quienes se mofan de la vida pura que agrada a Dios, lee con detenimiento el capítulo 6 de 1a. Corintios. Si deseas ver un ejemplo de cómo Dios bendice a un joven que se mantiene puro a pesar de tener terribles tentaciones sexuales, lee la vida de José en el libro del Génesis, capítulo 39. Si quieres contemplar el castigo de una nación a causa de su depravación, lee la historia de Sodoma y Gomorra en el capítulo 19 del Génesis.

SI BUSCAS AYUDA

Muchos son los que me escriben preguntando: "¿Dónde puedo instruirme acerca del sexo? ¿Dónde puedo obtener clara enseñanza y orientación?"

En primer lugar, como hemos dicho, lee tu Biblia y obtendrás toda la orientación que necesitas. Podrás comprender mucho acerca de ti mismo y, sobre todo, acerca de cómo encontrar el poder para triunfar sobre la tentación. El apóstol Pablo escribe:

. . . desde la infancia sabes las Sagradas Escrituras, las cuales te pueden hacer sabio para salvación por medio de la fe que es en Cristo Jesús. Toda Escritura es inspirada por Dios, y útil para enseñar, para redargüir, para corregir, para instruir en justicia, a fin de que el hombre de Dios sea enteramente apto bien pertrechado para toda buena obra. (2 Timoteo 3:15-17)

En este libro quiero presentar el punto de vista bíblico. Me desespera pensar que la juventud de hoy sea conducida por el camino equivocado y viva con concepciones erróneas y torcidas en cuanto al sexo. A través de la Biblia los muchachos y las chicas de nuestro continente pueden tener una visión clara y directa de la voluntad de Dios para el hombre y de la bendición del sexo en la vida.

Yo desafío a los adolescentes y a los jóvenes a que, como primera medida, en los próximos tres meses lean la Biblia y busquen pasajes que hagan referencia a este tema. El sexo tal como Dios lo ideó no se ha incluido en la Biblia para dejarlo olvidado. Nos fue dado para que leamos y aprendamos.

En segundo lugar, busca a algún cristiano maduro que sea padre o madre de una familia equilibrada. Todos nos necesitamos unos a otros. La Biblia declara: *"Y por todos murió, para que los que viven, ya no vivan para sí, sino para aquel que murió y resucitó por ellos'' (2 Corintios 5:15)*. Una persona de nuestro mismo sexo, de confianza y con experiencia espiritual podrá ser una ayuda invalorable. Junto con la Biblia, sus consejos serán de perdurable orientación.

En tercer lugar, la iglesia es responsable ante Dios de la educación de su juventud tanto en la esfera espiritual como en la esfera moral. ¡Cuántos adolescentes y jóvenes se librarían de mil tristezas y fracasos si los que somos de Cristo les decimos **toda** la verdad tal como lo hace la Biblia!

Ha llegado la hora de que el pueblo de Dios comprenda que ésta es una oportunidad sin paralelo en la historia para enseñar a los jóvenes. Millones de chicas y muchachos están buscando ''el buen camino,'' el camino saludable, emocionante, edificante, tal como Dios lo señala en su Palabra. La demanda de esta hora es dirigir a nuestra juventud hacia Aquél que es el camino, Jesucristo. Y también es el propósito de este libro.

Si quieres vivir una vida feliz y productiva, mucho dependerá de cómo manejes tu sexualidad. Aun si crees en el Señor Jesucristo, aun si eres un cristiano consagrado, a menos que manejes el asunto del sexo de la manera apropiada, puedes llegar a destruir tu vida.

2

Fracaso
¿Por qué?

El problema de la inmoralidad, la perversión y el divorcio, es uno de los más acuciantes de esta hora. Es tanto o más grave que el problema de la guerra y la paz, ya que la decadencia moral indica un profundo fracaso del individuo en su vida personal.

Los muchachos y las chicas aprecian que les hablemos franca y bíblicamente. ¡Hay hambre espiritual en la juventud latina! En nuestras cruzadas evangelísticas siempre organizamos dos o tres "Noches de la Juventud." En tales reuniones hablamos a los jóvenes con toda honestidad, claridad y amor porque muchos han tenido poca y mala información en lo referente al sexo.

Ningún padre normal trae hijos al mundo con el deseo de que resulten fracasos morales o sexuales, pero miles de hijos terminan su vida de esa manera.

¿Por qué? Ningún joven normal se lanza al reto de la vida dispuesto a hundirse, mancharse o arruinar su existencia, pero millones fracasan cada año. ¿Por qué?

Toda pareja de novios que se ama, va al altar con preciosos sueños de felicidad, calor de hogar, hijos y años de dicha. Pero a los pocos años un alto porcentaje de matrimonios es destruido por odios, rencores, celos e infidelidad. ¿Por qué?

Ninguna iglesia cristiana normal tiene por objetivo excluir de su membresía a hombres y mujeres que han fracasado en su matrimonio o han sufrido caídas de orden moral, pero sin embargo ocurre continuamente. ¿Por qué?

Hay una doble respuesta a todos estos interrogantes. En primer lugar, por la falta de fundamento, información y educación apropiados. En segundo lugar, por la falta de poder, el poder para triunfar y disfrutar de este aspecto de la vida.

Quiero mencionar siete razones que resumen las causas del fracaso.

1) BURLAS DE LOS COMPAÑEROS. Algunos caen por su cobardía frente a las burlas de sus compañeros y amigos.

Avergonzado por su fracaso moral, un joven nos escribió diciendo: ''Primero me dieron a beber bebidas alcohólicas, y tomé hasta sentirme mareado. Luego mis amigos me presentaron a una muchacha bonita pero sin escrúpulos. Ella comenzó a coquetear conmigo y a hacerme insinuaciones sugestivas y yo, por supuesto, al principio me resistí pues siempre he querido agradar a Dios. Pero luego ella y mis compañeros comenzaron a mofarse de mí y a decirme que yo no era 'hombre.' No pude tolerar el insulto y consecuentemente sucumbí ante lo que jamás pensé que habría de ceder.''

El muchacho no se había portado como un hombre sino como un cobarde.

2) AVANZAR DEMASIADO EN LAS CARICIAS. Muchos caen, a veces sin quererlo, por no poder o no saber detenerse en las caricias con una persona del sexo opuesto. En un momento de estimulación y de excitación y de esa cosa extraña que sucede cuando estás muy cerca de la otra persona, dan el paso equivocado y cometen inmoralidad sexual. Ese es el principio de una tremenda caída en la vida. Recuerdo la carta de un joven que, un tanto jocosamente, me hizo una pregunta muy gráfica: ''¿Qué hago, Señor Palau? Hay muchas curvas y los frenos no me responden.''

El sexo es una fuerza explosiva. Si una pareja aún no casada se permite avanzar en sus caricias, pronto se encontrará ante un vértigo de sensaciones que no sabrá frenar. Es como un automóvil que va cuesta abajo por la montaña y comienzan a fallarle los frenos. Si no se logra frenar a tiempo y controlar su marcha, terminará cayendo al precipicio. Muchas vidas jóvenes se han destrozado en una caída barranca abajo, caída de la cual no se levantan sino hechos pedazos.

3) SE SIENTEN ENAMORADOS. Otros caen porque están convencidos de que ''sentirse enamo-

rados'' les autoriza a tener relaciones sexuales.

Pero no es así. Un alto porcentaje de los casos que el mundo califica como "primer amor," debiera simplemente tildarse de "primera codicia." Existe una gran diferencia entre sentirse atraído por el cuerpo de una persona, y amarla realmente en su totalidad. (Ver capítulo 10 de este libro.)

4) ES MUY EXCITANTE. Es muy fácil caer porque el sexo es tremendamente excitante. Sucede en todas partes, en todos los países donde voy a predicar.

Cuando entran en acción cada una de las facetas de esta misteriosa fuerza creada por Dios y se olvida toda restricción moral, el individuo se ve envuelto en un torbellino de emociones sorprendentes y perturbadoras que lo arrastran a lo casi inevitable. Pero ese mismo individuo pronto descubre que tales emociones pueden ser artificiales y pasajeras. Cuando no existe el verdadero amor, las emociones no perduran. El resultado más común de la pasión descontrolada es el desprecio hacia la otra persona. (Ver 1 Samuel 13.) Algunos de los más violentos altercados descritos en las páginas policiales de revistas y periódicos, son productos de estas emociones pasajeras.

5) LA IGNORANCIA. Creo que la ignorancia es la causa básica de muchos tropiezos y fracasos en la temprana juventud. Y la ignorancia es un enemigo tan serio como lo es la información errónea.

Sé que por un lado gran cantidad de adolescentes

y jóvenes "saben" mucho acerca del sexo, pero a menudo ese conocimiento es torcido. El problema es que aunque se lean revistas y libros, no se conocen bien las cosas. Recuerdo que en la moderna ciudad capital de un país leí un artículo que llevaba por título: "Estudio descubre que los adolescentes están desinformados." Y la desinformación tenía que ver hasta con cosas simples respecto del sexo, como por ejemplo cómo nacen los bebés. Esta investigación reveló que el 50% de los adolescentes en líneas generales sabían cómo nacían los bebés, pero no estaban seguros de cómo sucedía exactamente.

¿Sabías que hay adolescentes que aun hoy (y nos ha sucedido varias veces con jovencitos que vienen en busca de consejo) creen que si besan a una muchacha muy apasionadamente, la chica podría quedar embarazada?

También hay ignorancia acerca del propósito total del sexo. Ignorancia en cuanto a esa potente atracción que el sexo opuesto desata en el propio. Ignorancia de los principios bíblicos para hacer posible el triunfo sobre las inevitables tentaciones de orden sexual.

6) EL MACHISMO. Lamentablemente, muchos hombres creen que tener muchas mujeres y tratarlas livianamente, es una señal de machismo. Lo que sucede es que necesitan hacer resaltar ese aspecto porque interiormente se sienten inseguros de sí mismos. Se jactan de sus conquistas, usan a las mujeres y luego las dejan. Un amigo mío dice que en su juventud la consigna de quienes se creían "ma-

chos'' era: TBC y TDG. En esta generación eso no es suficiente, se llega mucho más lejos; pero el sentir en el corazón de los hombres es prácticamente el mismo.

7) LA REBELDIA EGOISTA. La rebeldía innata provoca arrebatos de locura egoísta, y el adolescente, el joven y el adulto cometen actos de los cuales tal vez puedan recuperarse, pero cuyas consecuencias tendrán que pagar inevitablemente por el resto de sus días. Dice la Biblia: *"No se dejen engañar; de Dios nadie se mofa; pues todo lo que el hombre siembre, eso también segará"* (Gálatas 6:7).

En la Palabra de Dios encontramos registrada la historia de un rey cuya rebeldía desembocó en tragedia. Es la historia del rey Herodes:

Por aquel tiempo, Herodes el tetrarca oyó la fama de Jesús, y dijo a sus servidores: Este es Juan el Bautista; ha resucitado de los muertos, y por eso actúan en él esos poderes milagrosos. Porque Herodes había prendido a Juan, y le había encadenado y metido en la cárcel, por causa de Herodías, mujer de su hermano Felipe; porque Juan le decía: No te es lícito tenerla. Y Herodes quería matarle, pero temió al pueblo; porque tenían a Juan por profeta. (Mateo 14:1-5)

Herodes era el dictador en aquel tiempo. Le había quitado la esposa a su propio hermano y estaba viviendo con ella. El profeta Juan el Bautista lo enfrentó, diciéndole: ''Estás en pecado. No te es lícito tenerla por mujer.'' Ahora bien, a nadie le agrada que le digan una cosa así, por más que sea verdad, y mucho menos cuando se trata de un rey. De modo que Herodes lo envió a la cárcel. La única razón por la que no lo hizo matar fue que el pueblo lo tenía por profeta. Sin embargo un pecado lleva a otro:

Pero al llegar el cumpleaños de Herodes, la hija de Herodías bailó en presencia de todos, y agradó a Herodes, por lo cual éste le prometió con juramento darle cualquier cosa que pidiese.
Ella, instruida de antemano por su madre, dijo: Dame aquí en un plato la cabeza de Juan el Bautista. Entonces el rey se entristeció; pero en atención a los juramentos y a los que estaban con él a la mesa, mandó que se la diesen, y envió a decapitar a Juan en la cárcel. (Mateo 14:6-10)

Realmente un cuadro digno de una película macabra. Allí está el rey en su fiesta de cumpleaños. Todos están ya medio borrachos y aparece esta adolescente—seguramente muy bonita, sensual y llamativa— que empieza a bailar delante de los comensales. Y el rey, pervertido como era, habiéndole ya quitado la mujer a su hermano, entusiasmado le promete dar lo que desee la muchacha. Dijimos que un pecado lleva a otro. La chica entonces va a la madre y le pregunta: ''¿Qué le pedimos a ese tonto borracho?'' Y la madre aprovecha la ocasión ideal para pedir la cabeza de Juan el Bautista en un plato. Lo que había empezado como una simple fiesta de cumpleaños, termina en un episodio sangriento.

¿Qué fue lo que realmente sucedió? El rey, impulsado por su sexualidad descontrolada, con descaro le roba la mujer a su hermano. Es así como la corrupción empieza a invadir a toda la familia. Esta muchacha (que en realidad era sobrina del rey), también viviendo en ese ambiente de descontrol e inmoralidad, en forma descarada baila una danza sensual y sugestiva ante el rey y sus invitados. Herodes, despertada su pasión sexual, le ofrece hasta la mitad del reino. La mujer de su hermano, que hasta ese entonces había estado procurando la muerte del profeta, consigue lo que quiere. La fiesta termina con un cuadro macabro. Lo que a veces parecería ser un inocente juego sexual, siempre termina en dolor y tragedia.

Este rey lujurioso y arrogante, cuando le quitó la esposa a su hermano se habrá dicho: "Bueno, si lo hace todo el mundo . . ." Sin embargo su proceder corrompió a su sobrina y condujo a un crimen—aparte del delito de adulterio. Y ese era el rey que le preguntaba a Juan el Bautista por qué no podía tener la mujer de su hermano. A pesar de la advertencia del profeta, el rey había continuado en rebeldía.

TODOS ESTAN INTERESADOS

Un anciano misionero muy entrado en años cierta vez me confesó: "Luis, no creas que a mi edad no tengo tentaciones." Comento esto porque cuando yo era joven, en mi ignorancia suponía que las personas mayores de "cierta edad" ya habían perdido interés en el sexo y habían también perdido la capacidad de experimentarlo y disfrutarlo. ¡Qué equivocado estaba! Sin embargo, ésta es una suposición generalizada entre la juventud. Satanás utiliza este error para hacer que la juventud razone de esta manera: "Eres joven sólo una vez en la vida. Tienes que disfrutarlo al máximo. Aprovecha ahora, porque cuando seas mayor todo habrá acabado." Es un engaño.

Al celebrar las "Noches de la Juventud" durante nuestras cruzadas, hemos descubierto que aunque un alto porcentaje de las víctimas del mal uso del sexo son jóvenes, miles de adultos también son afectados año tras año.

Cada mes recibimos centenares de cartas en busca de soluciones para problemas de esta índole, cartas que revelan la gran confusión incluso entre adultos. A través de entrevistas personales también hemos descubierto no tan sólo interés sino asimismo un desesperado deseo de hallar el poder para triunfar y disfrutar de la vida sexual.

3
Bueno, Grandioso, Maravilloso

La Biblia nos dice que casarnos en pureza, sin pecado sexual pasado, es hermoso. *"Pon asimismo tu delicia en el Señor, y él te concederá las peticiones de tu corazón"* (Salmo 37:4). Dios te dará la muchacha que será justo para ti. Dios te dará el joven que ha preparado para ti y con quien podrás disfrutar la vida en todas sus dimensiones. Si actúas dentro de la voluntad divina, podrás disfrutar del matrimonio de una manera maravillosa.

El Señor tuvo que llevarme desde la Argentina a un país lejano para que yo conociera a Patricia, mi esposa. Yo no lo planeé de ese modo, pero me gozo al saber que El tenía su mano sobre mi vida. Recuerdo que solía mirar a decenas de muchachas en la Argentina y me preguntaba cuál sería para mí. Trataba de analizar la situación y de hallar la respuesta, y durante todo ese tiempo el Señor tenía a Patricia que estaba esperándome en otro sitio.

Nuestro Dios será fiel a su promesa y nos dará lo que nuestro corazón desea tanto. Si tu delicia es el Señor, si amas su Palabra y permites que Jesucristo controle tu vida, El hará lo que deseas, y lo hará de la mejor manera. Lo grandioso es que cuando por fin encuentres a la persona apropiada, una de las señales es que tendrás paz en tu corazón y también la certeza de que al fin has hallado a esa persona especial. Dirás: "Claro que sí. No hay dudas."

Cuando yo era soltero, me había hecho amigo de varias señoritas y oraba por ellas, pero no tenía paz. Sin embargo, cuando conocí a Patricia, inmediatamente supe que ella era la muchacha para mí. Era ella. No había dudas. *"Pon tu delicia en el Señor, y él te concederá las peticiones de tu corazón."* Y entonces sí serás feliz.

(Te recomiendo mi libro ¿CON QUIEN ME CASARE?, donde hablo de los principios a tener en cuenta al elegir a la persona con quien compartirás tu vida.)

LA CONFUSION QUE IMPERA

Durante nuestros programas de televisión en diversos países, después de dar el mensaje del evangelio ante las cámaras, abrimos las líneas telefónicas para que la gente nos haga preguntas, que luego contestamos en el aire. Recibimos una cantidad abrumadora de llamadas, y una gran mayoría se refieren a la familia y los problemas matrimoniales. Muchísimos televidentes solicitan una entrevista personal. Llegan parejas juntas, pidiendo consejos bíblicos. Durante las charlas que tenemos con ellos, niños, jóvenes y adultos demuestran la gran confusión que impera en este terreno de la vida social.

El sexo y los impulsos sexuales fueron creados por Dios. En el primer capítulo del Génesis en la Biblia se deja bien claro que el sexo fue idea de Dios.

Y creó Dios al hombre a su imagen, a imagen de Dios lo creó; varón y hembra los creó. (v. 27)

Muchos no quieren hablar sobre el sexo porque creen que es sucio. Actúan como si el diablo hubiera inventado el sexo, pero no fue así. Dios fue el creador, y el sexo no es un enemigo del hombre sino su aliado.

Ahora bien, Dios creó el sexo, pero lo inventó para que fuera usado en el matrimonio. Esto es lo que enseña la Biblia, la Palabra de Dios. El propósito de Dios tuvo y tiene varios aspectos: expresar amor, disfrutar esa expresión de amor, simbolizar la unión entre Cristo y su iglesia.

1) El objetivo principal del sexo es expresar amor hacia la esposa, hacia el esposo. Por eso el plan divino es que el sexo se use dentro y nunca fuera de la relación matrimonial.

2) El sexo es para expresar amor y además para disfrutar esa expresión amorosa. El resultado son los hijos. ¡Qué maravilloso cuando esos hijos nacen del amor entre los esposos!

3) Otro propósito de la unión sexual es simbolizar la unión entre Cristo y su iglesia. Por eso el sexo es tan sagrado. Por eso no es cuestión de que un muchacho busque a una chica, o una chica a un joven, para pasar la noche o para vivir un amorío. Por eso el sexo no se remite a una simple satisfacción de deseos. Por eso la inmoralidad sexual es tan triste ya que quebranta aquello que debía demostrar: la pureza de la unión de Jesucristo y la iglesia. Por eso la Biblia dice que marido y mujer se convierten en *"una sola carne"*, una sola persona (Génesis 2:24). Cuando una chica y un muchacho se enamoran y, dirigidos por Dios, se convierten en *"una sola carne"* dentro del matrimonio, pueden entonces disfrutar en toda su plenitud del plan de Dios para la vida.

EL SEXO NO ES PECAMINOSO

Hace un tiempo la mujer de un médico solicitó una entrevista para pedir consejos. Me dijo que se había casado siendo muy jovencita. Sus padres nunca le habían hablado del sexo, y por lo tanto se casó sin ninguna instrucción, sin estar preparada para la experiencia. Como resultado, su vida sexual fue desastrosa. A los 24 años, y con dos hijos, admitió: "El sexo me resulta repugnante. No lo puedo soportar."

¡Qué triste! Dios nunca tuvo intenciones de que el sexo fuera repugnante ni repulsivo. Dios quiso que fuera maravilloso. Y porque es un regalo suyo, jamás podría ser malo ni pecaminoso dentro del matrimonio. La actitud cristiana hacia el sexo debe ser contemplarlo a través de los ojos de Dios. Pero debido a los conceptos religiosos que han imperado, en nuestro mundo de habla hispana se nos ha hecho creer que el sexo es algo que ni siquiera debemos mencionar, que es algo bajo. Y millares creen que el sexo se debe practicar porque así lo demanda la naturaleza "animal," pero que hay que mantenerlo escondido tras un velo de vergüenza y misterio. Por esa razón hay tantos que aún creen que permanecer soltero es ser más santo que casarse.

La implicación tácita es que el casado, por cuanto practica las lógicas relaciones sexuales, en realidad está sucumbiendo ante "meras pasiones." En consecuencia, esta filosofía antibíblica (aunque enseñada como norma religiosa), ha tenido influencia sobre nuestras actitudes y convicciones. La Biblia, sin embargo, destruye todos esos falsos conceptos que tanto dañan.

En primer lugar, la Palabra de Dios destruye el concepto equivocado de que el soltero es más puro que el casado. Recuerdo el caso de un jovencito en Colombia. Deseaba ser un buen cristiano, de manera que quería actuar como si no le importaran las chicas. Decía con frecuencia: "No estoy interesado en las muchachas. Quiero ser predicador. Quiero ser santo." Un día le pregunté si tenía novia y me contestó: "No, Luis, todavía no, pero el otro día sucedió algo que me sorprendió. Estábamos en un automóvil con varios de mis amigos, y una misionera del Canadá, joven y soltera, que iba al volante. Yo estaba sentado junto a ella, y de pronto, no recuerdo cómo ni por qué, toqué su mano. Fue como bzzz—como electricidad."

"Todo es normal, es muy natural," le respondí. "Un día de estos te vas a casar. Ya vas a ver."

Y eso es lo que sucede, ¿no es cierto? No hay nada de malo en ello. Es normal. Si no sucediera así, ten cuidado ya que o bien algo anda mal o bien lo tratas de reprimir porque tienes ideas erróneas. Según la Biblia el casamiento está entre las experiencias más puras y hermosas de la creación. El matrimonio es parte integral del plan de Dios para nosotros los humanos. Recordemos las palabras del Señor: *"No es bueno que el hombre esté solo; le haré ayuda idónea para él"* (Génesis 2:18).

Por mi parte, creo que la vida sería terriblemente aburrida si Dios no hubiera inventado el sexo. Por eso el dictamen divino sigue en pie: *"No es bueno que el hombre esté solo."* Y el matrimonio no sólo es legítimo ante los ojos de Dios, sino que además es el medio elegido para simbolizar el amor de Cristo por su iglesia:

Maridos, amen a vuestras mujeres, así como Cristo amó a la iglesia, y se entregó a sí mismo por ella, para santificarla, habiéndola purificado . . . Así también los maridos deben amar a sus mujeres como a sus mismos cuerpos. El que ama a su mujer, se ama a sí mismo. Porque nadie aborreció jamás a su propia carne, sino que la sustenta y la trata con cariño, como también Cristo a la iglesia, porque somos miembros de su cuerpo, de su carne y de sus huesos. Grande es este misterio; mas yo digo esto respecto de Cristo y de la iglesia. (Efesios 5:25-30)

En segundo lugar, la Biblia destruye el falso concepto de que el sexo es impuro. ¿Por qué es tan común esta idea? ¿Por qué se confunde el mal uso del sexo con el sexo en sí? En su libro PAZ CON DIOS, Billy Graham escribe: "El sexo, ese acto por el que se transmite la vida sobre esta tierra, debe ser la más maravillosa y significativa de todas las experiencias humanas."

Muchos están convencidos de que el sexo es sucio e impuro. Están equivocados. Son ellos los impuros. En realidad, todos nosotros somos pecadores por naturaleza. De modo que torcemos esta maravillosa idea de Dios y hacemos mal uso de ella para luego decir que es algo sucio.

Sucede que el corazón humano es pecaminoso. Como Jesús mismo afirmara, *"del corazón de los hombres salen las maquinaciones perversas, las fornicaciones, hurtos, asesinatos, adulterios . . . todas estas maldades salen de adentro y contaminan al hombre"* (Marcos 7:21-23). El corazón del hombre está contaminado por el cáncer del pecado. *"Todos pecaron y están destituidos de la gloria de Dios"* (Romanos 3:23).

El alma humana está afectada por ese estado espiritual. La mente del hombre le engaña. Sus emociones lo descarrían con fantasías destructivas. Como resultado, todo lo que el ser humano toca, lo mancha, tuerce su significado y lo destruye. El sexo no es una excepción en esa sombría realidad.

Lo que tenemos que regenerar es nuestro corazón, no el sexo. Jesucristo vino al mundo y murió en la cruz para limpiar y transformar el corazón del hombre: *"De modo que si alguno está en Cristo, nueva criatura es; las cosas viejas pasaron: he aquí todas son hechas nuevas"* (2 Corintios 5:17).

Cuando Dios terminó su creación, nos dice la Biblia que *"vio Dios todo lo que había hecho, y he aquí que era bueno en gran manera"* (Génesis 1:31). Si Dios lo declaró bueno, ¿cómo entonces se nos ocurre contradecirlo?

De la misma manera que un automóvil depende de su conductor, así también sucede con el sexo, que es moralmente neutral. Puede utilizarse para gran bien o para mucho mal. Todo depende del uso que le dé la persona. Dios nos creó con el impulso sexual. Lo que determina la moral de ese atractivo es la manera en que lo utilizamos.

Jesús dijo: *"Cualquiera que mira a una mujer para codiciarla, ya adulteró con ella en su corazón"* (Mateo 5:28). La atracción hacia el otro sexo no es pecado en sí misma. Centenares de cristianos de todas las edades me han dicho: "Yo no tengo la habilidad para ignorar a una muchacha bonita que pasa. La Biblia dice que si uno mira a una mujer para codiciarla adultera con ella en el corazón, y yo lo hago todo el tiempo."

Ante tal declaración, yo siempre respondo que la Biblia no está diciendo que mirar a una muchacha y pensar que es bonita, ya es inmoralidad. El ser humano normal no puede dejar de advertir a una persona atractiva del sexo opuesto. Y no hay nada de malo en ello. Lo malo radica en ir un paso más allá.

Hay veces en que a esa atracción la convertimos en pecado. Eso ya es otra cosa. Yo sería un necio, un ciego y un mentiroso si les dijera que nunca me sentí atraído hacia una mujer bonita. Estoy seguro de que lo mismo sucede con todos, chicas y muchachos. Pero la cuestión es qué hacer con esa atracción.

Porque somos pecadores, tendemos a corromper todo lo que tocamos. De modo que cuando nos sentimos atraídos hacia alguien del otro sexo, no dejamos todo allí diciendo: "Señor, qué hermosa muchacha—gracias por haber hecho jóvenes bonitas." Allí no termina la cosa sino que comenzamos a decirnos: "Ajá, veamos, ¿cómo podría hacer contacto . . .?" Tu mente comienza a fantasear con esa atracción que sientes, y es entonces que en tu interior cometes adulterio. Eso es lo que está mal y lo que arruina tu relación con el Señor, pero la mirada y la simple atracción proviene de Dios y es normal.

En tercer lugar, la Biblia destruye el falso concepto según el cual el sexo es una necesidad biológica cuyo único propósito es la procreación. Ahora bien, aunque el significado más profundo del sexo no es meramente físico, su expresión práctica sí lo es. Marido y mujer pueden disfrutar plenamente de la maravilla sexual si conocen a Dios y caminan de acuerdo a su Palabra. El disfrute del sexo dentro del matrimonio está dentro del plan de Dios. La Biblia afirma que Dios *"nos ofrece todas las cosas en abundancia para que las disfrutemos"* (1 Timoteo 6:17).

SAGRADO Y ETERNO

El sexo es sagrado. Es sagrado porque tiene la capacidad de crear vida. ¡Qué experiencia incomparable cuando nacieron mis hijos mellizos! Recuerdo que el médico me dijo: "Palau, ya puede ir hacia aquella ventana. Las enfermeras correrán las cortinas y le dirán cuáles son sus hijitos." Cuando yo vi a los bebés en la incubadora, me dije a mí mismo: "Esos son tus hijos. Son bebitos que hiciste vos. El flaco Luis Palau, tan débil que parecía, y al final es papá de esos mellizos." El hecho de darme cuenta de que mi esposa y yo habíamos sido el medio para traer al mundo a esos dos bebés, fue una emoción grandiosa e inigualable.

Y la Biblia enseña que si eres cristiano, tu cuerpo pertenece a Dios. Cuando uno recibe a Cristo en el corazón, este cuerpo con cada una de sus partes se transforma en un templo de Dios. Y ese templo es sagrado y es eterno. La Biblia dice: *"¿O no saben que el cuerpo es santuario del Espíritu Santo, el cual está en ustedes, el cual tienen de Dios? Porque han sido comprados por precio"* (1 Corintios 6: 19-20). ¿Te parece, entonces, que tienes derecho de tomar el lugar en que Dios vive y darlo a la inmoralidad? Ruego al Señor que no lo permita.

Según la Biblia, el ideal de Dios es que vivas en pureza, felicidad y satisfacción. Y ciertamente no puede haber satisfacción y felicidad en el corazón si hay impureza en la mente. Pero cuando una persona se mantiene pura, puede ser feliz y sentirse satisfecha, disfrutando de la vida.

La Biblia declara: *"Bienaventurados los de corazón limpio, porque ellos verán a Dios"* (Mateo 5:8). Jesucristo vino al mundo no para hacernos religiosos sino para llenarnos de su amor y su gozo, y para darnos nueva vida. Cristo no vino al mundo para hacernos infelices sino para hacernos dichosos. Refiriéndose al objetivo de su venida , Jesús dijo: *"Yo he venido para que tengan vida, y para que la tengan en abundancia"* (Juan 10:10).

ENAMORAMIENTO Y AMOR

La Biblia dice: *"El que no ama no ha conocido a Dios, porque Dios es amor"* (1 Juan 4:8). El amor verdadero viene de Dios. Cuando un joven y una chica se conocen y Dios los llena de amor, experimentan lo que es el verdadero amor.

Pero debemos comprender que hay diferencia entre lo que yo llamo "enamoramiento" y el verdadero amor. El enamoramiento tiene que ver con nuestras emociones sexuales. Es una atracción temporal que todo ser humano normal siente hacia cierto tipo de persona del sexo opuesto. Tal enamoramiento es normal y pasajero. Tal atracción no es pecaminosa en sí misma, pero no debemos confundirla con el verdadero amor porque no lo es. El verdadero amor es multifacético y permanente. Por eso decimos que el sexo es más que lo físico. La Biblia lo hace patente en el siguiente pasaje:

Dando siempre gracias por todo al Dios y Padre en el nombre de nuestro Señor Jesucristo, sometiéndose unos a otros en el temor de Dios. Las casadas estén sometidas a sus propios maridos, como al Señor, porque el marido es cabeza de la mujer, así como Cristo es cabeza de la iglesia, la cual es su cuerpo, y él es su salvador . . . Maridos, amen a sus mujeres, así como Cristo amó a la iglesia y se entregó a sí mismo por ella. (Efesios 5: 20-23, 25)

Estudia esos versículos detenidamente. Ellos nos dan la base moral y espiritual para una relación de amor en una pareja. Si lo único que te atrae en una persona del sexo opuesto es su apariencia física, muy probablemente no se trate de amor. Por supuesto que el aspecto físico tiene mucho que ver con el atractivo de una persona, pero si el único sentimiento que produce es el deseo del contacto físico, entonces no es amor, es sólo pasión. El verdadero amor es una entrega total del intelecto, emociones, voluntad, futuro, planes y cuerpo.

LA CASTIDAD

La castidad es el llamamiento de Dios a la juventud.

Esta es la voluntad de Dios: que sean santos y puros. Eviten por todos los medios los pecados sexuales; los cristianos deben casarse en santidad y honor, y no en pasión sensual como lo hacen los paganos en su ignorancia de las cosas de Dios. Y ésta es también la voluntad de Dios: que nadie cometa la desvergüenza de tomar la esposa de otro hombre, porque, como ya solemnemente se lo había dicho, el Señor castiga con rigor ese pecado. (1 Tesalonicenses 4:3-6 BD)

La castidad, que significa conservarte sexualmente puro hasta el casamiento, es una expresión de amor hacia la persona que algún día será tu cónyuge, aunque todavía no conozcas a esa persona. Pero te mantienes sexualmente limpio y puro por amor a tu futuro esposo o a tu futura esposa. Te mantienes puro porque cuando Dios envíe a esa persona en tu camino, querrás decirle: "Aquí estoy. No pertenezco a nadie más que a ti. Nunca he pertenecido a otra persona."

La castidad consiste en reservar algo precioso para una sola persona. ¡Qué obsequio de bodas! El mundo habla de los regalos de boda, y las expresiones de asombro abundan cuando se sabe que los padres de la novia le regalan, por ejemplo, una casa (aunque en estos tiempos es muy difícil). O los amigos se llenan de envidia cuando el novio recibe de su familia un obsequio muy costoso. Los novios se regalan mutuamente anillos de oro. Pero quiero hacer resaltar que el mejor regalo entre los novios es llegar al altar con un cuerpo que no haya sido contaminado ni manchado por la inmoralidad sexual.

Ante todo debe existir la pureza . . . que a su vez produce felicidad y satisfacción, cosas que nuestro corazón tanto anhela.

LA DIGNIDAD DEL HOMBRE

El ser humano tiene una dignidad suprema. La Biblia nos dice que cada uno fue creado por Dios con una razón, un claro propósito. En los planes divinos ninguno de nosotros es un simple accidente.

Fuimos creados a imagen y semejanza de Dios

(Génesis 1:27). Hay dignidad y honor en el hombre y la mujer. ¡Cómo realza y sublima nuestro concepto del ser humano esta revelación divina! Y hay tanto honor y dignidad en el ser humano, que el Hijo de Dios dio su vida en la cruz para hacer posible que fuéramos lo que Dios quiere de nosotros. Eso muestra cuánto Dios se preocupa por ti—incluyendo tu cuerpo y tu sexualidad.

Vivir livianamente y arruinar nuestra vida sexual —que es parte de nuestra personalidad—es como despreciar al Hijo de Dios. Es como burlarse de El y decir: "Dios, me hiciste a tu imagen y semejanza, pero no me importa. Voy a hacer lo que quiero y arruinaré mi vida."

No permitas que el diablo te convenza para tomar esa actitud. No hagas caso de los argumentos que otros te presenten. Joven lector, debes vivir a la altura de la dignidad que Dios te dio, y a la altura del llamamiento que recibiste de El: vivir una vida santa, consagrada al Señor.

¡Qué asombrosa y magnífica pericia la de nuestro Dios al crear el aspecto sexual de nuestra personalidad! Dice el salmista, maravillado por la creación del Señor:

Por que tú «Señor» formaste mis entrañas; tú me tejiste en el vientre de mi madre. Te alabo porque formidables, prodigiosas son tus obras; prodigio soy yo mismo, y mi alma lo sabe muy bien. No fueron encubiertos de ti mis huesos, aun cuando en oculto fui formado, y entretejido en lo más profundo de la tierra. Mi embrión lo veían tus ojos, mis días estaban previstos, escritos todos en tu libro, sin faltar uno.

¡Cuán preciosos me son, oh Dios, tus pensamientos.

¡Cuán grande es la suma de ellos! (Salmo 139:13-17)

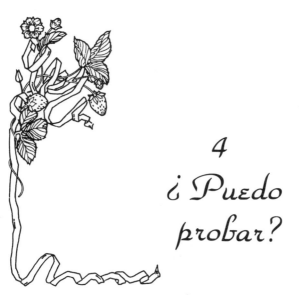

4
¿Puedo probar?

Un joven sincero, de rostro intensamente expresivo, se atrevió a preguntarme lo que muchos temen preguntar:

—Dígame la verdad, Palau. La existencia de un deseo, ¿no justifica su satisfacción inmediata? ¿Acaso cuando uno tiene hambre no procura comer? ¿Acaso cuando uno tiene sed no intenta saciarla? Si Dios creó el sexo y éste es bueno, entonces ¿por qué el ser humano no puede satisfacer el impulso?

Mi respuesta fue la siguiente:

"Lo que sucede es que hay un lugar y un tiempo para cada cosa. Sí, Dios creó el sexo. Sí, el sexo es bueno y maravilloso. Sí, el sexo es para ser disfrutado, pero dentro del plan de Dios. El plan de Dios es perfecto—y es el matrimonio. Es dentro de ese marco que el hombre y la mujer pueden cumplir el destino para el cual Dios los llamó. Pero porque exista el sexo, no significa que tengas que usarlo de manera irresponsable.

"Suponte que estás terriblemente hambriento y todos los restaurantes y negocios están cerrados. Pasas por una carnicería, y a través del vidrio ves unas costillas de cordero en una fuente. Entonces te dices: '¿Para qué es la carne? Para comer. Yo tengo hambre, por lo tanto puedo comer esas costillas que probablemente sean sabrosísimas asadas. Aunque este negocio esté cerrado, voy a romper el vidrio y tomar esa carne porque está allí para que yo la coma.

"Espera un momento. Sí, la carne es para ser comida. Sí, hay que comer cuando tenemos hambre, pero se supone que debes comprar esa carne que quieres comer. Hay maneras de manejar el problema de una forma adecuada y justa."

Yo seguí diciéndole al muchacho: "Supongamos que a un conocido tuyo lo llaman del Departamento de Policía de su ciudad. Un oficial lo nombra agente del orden público. Después de cierto entrenamiento le dan un uniforme, le colocan un distintivo que lo identifica y le entregan un revólver. Y supongamos que tu amigo, siguiendo la lógica de tu pregunta, razona de esta manera:

—Ajá. Conque un revólver y veinte proyectiles. ¡Magnífico! ¿Acaso los revólveres no son para ser usados? Por cierto que sí. ¿Qué propósito tiene un revólver? Matar. De modo que ya que tengo un revólver, voy a usarlo. Al primer individuo que se me cruza en la calle lo mato.

"Esa lógica sería ridícula, ¿no es cierto?"

"Pero piensa bien antes de enjuiciar su proceder pues tu argumento usa la misma lógica al decir que, en vista de que el sexo existe, hay que usarlo, y que sus apetitos siempre merecen ser satisfechos. Tal vez ahora empieces a darte cuenta de que hay principios y leyes que gobiernan—o debieran gobernar—toda nuestra conducta."

Por otro lado, el matrimonio es el único lugar donde se puede "experimentar." Todo experimento fuera de los lazos conyugales se lleva a cabo bajo circunstancias totalmente anormales. Si en el laboratorio jugaras indiscriminadamente con elementos y sustancias químicas, el posible resultado sería una explosión.

Querer experimentar en el área sexual fuera del matrimonio, es como querer ensayar un avión en el agua, o procurar que un submarino vaya por el aire. Tanto el avión como el submarino fueron creados para usos distintos y para ambientes distintos. Cada cosa en su lugar, y el sexo, dentro del matrimonio.

O haz de cuenta que quieres ingresar en la Fuerza Aérea como paracaidista. Tus superiores te dicen: "Tendrás que subirte a aquel avión y saltar con el paracaídas a 3000 metros de altura. Cuando saltes, comienza a contar hasta diez y entonces tira de este cordón. El paracaídas comenzará a abrirse y bajarás a tierra sin problemas."

Sin embargo, en tu ignorancia contestas: "Mire, quisiera pedirle un favor. Me da miedo saltar desde 3000 metros de altura. Présteme un paracaídas para poder practicar. Primero lo haré desde una mesa, luego desde un edificio de varios pisos, y una vez que haya practicado me subiré al avión para saltar a más altura.''

Si procurases llevar a cabo tu plan, te recogerían con cucharita. ¿Cómo es posible? ¿Acaso el paracaídas no fue inventado para saltar? Sí, pero para saltar desde un avión, no desde un edificio alto. Y lo mismo ocurre con el sexo. Si por ser porfiado o pasional tratas de violar las leyes que lo gobiernan, arruinarás tu vida. Es imposible burlar los designios de Dios sin pagar las consecuencias.

IRRESPONSABLES MORALES

Ninguna persona normal negaría su sana ambición de convertirse en un ser maduro y feliz. El sexo debe usarse responsablemente, y por cierto es lamentable que el mundo esté lleno de personas moralmente irresponsables, quienes a la vez son fracasados morales. ¡No tengas parte con ellos! En el libro de los Proverbios Dios nos dice: *"Atesora contigo mis mandamientos. Guarda mis mandamientos y vivirás . . . para que te guarden de la mujer ajena, y de la extraña de palabras zalameras''* (Proverbios 7:1, 2, 5). Te recomiendo la lectura de todo el libro de los Proverbios.

AMOR LIBRE

¿Qué del amor libre? Hay muchos que tienen ideas desviadas en cuanto al noviazgo. Dicen que debe practicarse el amor libre para ver si se adaptan los caracteres, para ver si se ajustan las personalidades, para ver si hay comprensión en las relaciones sexuales. Hasta los profesionales ahora aconsejan a la juventud tener una relación de amor libre. Sin embargo, joven lector, cuando alguien viene y dice que cree en el amor libre, puedes estar seguro de que ese alguien es pecador sexual y está tratando de tapar su inmoralidad.

Millares de jóvenes hablan del tema en los pasillos de las escuelas, en las reuniones sociales, en los grupos de amigos. Por eso conviene que en forma urgente aclaremos la situación, antes de que esas personas ignorantes o inmorales confundan y engañen a los adolescentes y a los jóvenes.

Debemos considerar lo que Dios dice en las Sagradas Escrituras. Muchos se librarían de amargura y decepción si oyeran sus enseñanzas y las practicaran.

El amor libre nació en las recámaras del infierno. Nació en el malvado pecho de aquel que susurró al oído de Adán y Eva: *"Sabe Dios que el día que coman de él «el fruto» serán abiertos vuestros ojos y serán como Dios, sabiendo el bien y el mal"* (Génesis 3:5). Y es el mismo Satanás quien hace caer a la juventud moderna en la trampa del amor libre. (No confundir esto con el error doctrinal de que la unión sexual es el pecado original.)

AJUSTES PSICOLOGICOS

Los caracteres NO se adaptan por experimentos superficiales tales como la experiencia sexual fuera del matrimonio.

Los caracteres se adaptan sólo cuando el hombre y la mujer, por amor, se entregan **en su totalidad** el uno al otro durante la vida de casados. Un acto de pasión puramente física es una expresión de supremo egoísmo. ¡Y cuán repugnante es ese egoísmo en la más sagrada de todas las uniones que Dios creó para bien y felicidad de nuestra raza!

El ajuste psicológico hace o deshace los matrimonios, une o aleja al marido de la mujer y viceversa. Las relaciones sexuales fuera del plan de Dios se realizan en circunstancias que son inhóspitas para poder lograr los deseados ajustes psicológicos. Hay presiones, hay temor de ser descubiertos, hay miedo al posible embarazo . . . Estas uniones sufren la incesante turbulencia de la innegable posibilidad de que "el otro" traicione y abandone. El sabio Salomón lo expresa de la siguiente manera:

El buen sentido se gana el favor; mas el camino de los transgresores es difícil de recorrer. (Proverbios 13:15)

El camino de los impíos es como la oscuridad, no saben en qué tropiezan. (Proverbios 4:19)

El mundo moderno, veleidoso y superficial, confunde pasión con amor, lujuria con afecto, codicia con verdadero cariño. Sin embargo, el cristiano aprende a distinguir entre unos y otros.

Por ello decimos que cuando Cristo está en el corazón puedes formar un hogar feliz, un matrimonio armonioso que resulte en vidas satisfechas. El cristiano verdadero contempla la vida con gratitud y agradece a Dios por un don tan maravilloso y gratificador como el sexo dentro del matrimonio.

El hombre y la mujer han de adaptarse sólo cuando las relaciones sexuales tengan lugar dentro del plan de Dios, es decir dentro de la paz conyugal. No podemos actuar a escondidas de Dios. El es testigo de todos nuestros actos. Bien lo dijo el salmista: *"¿Adónde me iré lejos de tu espíritu? ¿Y adónde huiré de tu presencia?"* (Salmo 139:7) Hasta el ateo más reacio está bajo la mirada incesante de su Creador. Mao-Tse-Tung, quien se declarara ateo y fuera líder de 800 millones de chinos, cuando perdió a sus dos hijos varones exclamó amargamente: "Por mi culpabilidad tengo que ser privado de mi posteridad." Se decía ateo, pero su conciencia le testificaba de Dios.

El calor de hogar, la ternura, el respeto y la comprensión del marido a la mujer y de la mujer al marido, hacen posible la adaptación sexual en su aspecto físico.

Con un acto sexual premarital sólo aprenderás que la rebelión contra la voluntad de Dios resulta muy amarga. El recuerdo en tu corazón será el innegable egoísmo de haber usado el cuerpo de otro ser humano para satisfacer tus deseos.

Quiéranlo o no, hombres y mujeres por igual son

responsables por sus actos. Son responsables incluso de haberse abstenido de actuar cuando la hora demandaba decisión moral y la acción correspondiente. La castidad repudiada acarrea la responsabilidad de presentarse con un ser contaminado y manchado ante la mirada inmaculada del Señor Jesús. *"Y no hay cosa creada que esté oculta de su vista «de Dios»; antes bien todas las cosas están desnudas y descubiertas a los ojos de aquel a quien tenemos que dar cuenta"* (Hebreos 4:13).

El amor libre es algo muy lógico . . . Lógico para la naturaleza humana, que es pecaminosa. Pero no es normal ni natural al propósito original de Dios. El nos creó para que vivamos *"en la justicia y santidad de la verdad"* (Efesios 4:24). Una vida licenciosa es natural a la naturaleza descarriada y corrompida, y sin embargo no es normal ni siquiera a los mejores instintos del ser humano. Para el creyente en Cristo, el concepto del amor libre es repulsivo—o lo debiera ser. "Pasión esclavizante" sería el nombre más apropiado para este tipo de conducta.

Por otra parte, el cristiano está llamado a vivir una vida "sobrenatural." Como inspiradamente declara el apóstol Pablo: *"Pero el hombre natural no capta las cosas que son del Espíritu de Dios, porque para él son locura, y no las puede conocer, porque se han de discernir espiritualmente"* (1 Corintios 2:14).

En contraste con la actitud y la forma de pensar del hombre sin Cristo, San Pablo afirma: *"En cambio el «hombre» espiritual discierne todas las cosas . . . Mas nosotros tenemos la mente de Cristo"* (1 Corintios 2: 15-16).

Esa vida del hombre "espiritual" fue el plan de Dios para la raza humana. Y es gracias a la cruz del Señor Jesucristo donde El llevó toda nuestra maldad, nuestro egoísmo y nuestra bajeza, que nosotros experimentamos la vida "espiritual", la vida eterna. Toda la plenitud de Cristo está a disposición del cristiano. Eso es vida verdadera. Esa es la manera de caminar con Dios. Es con el poder de Cristo que podemos confrontar las luchas y tentaciones de la vida y salir triunfantes.

ENSAYO Y FRACASO

Hay muchos que alegan: "Pero si uno no ensaya, ¿no fracasará al casarse? ¿Cómo voy a saber si me irá bien?" ¡Cómo engaña Satanás a sus súbditos! Cuánta astucia disfrazada de intelectualismo o sentido común. Y qué crédulo le gusta ser al hombre que no camina con Dios. La Biblia declara: *"El mismo Satanás se disfraza de ángel de luz. Así que, no es mucho que sus ministros se disfracen como ministros de justicia"* (2 Corintios 11: 14-15).

¿Quién dijo que somos tan tontos que no sabremos cómo actuar si no ensayamos? No hay de qué preocuparse puesto que Dios nos creó con la capacidad de saber qué hacer.

Dios nos hizo de tal manera que el joven y la muchacha podrán disfrutar a pleno de este don maravilloso de Dios, el sexo en el matrimonio. El temor a la impotencia o a la falta de experiencia previa como requisito para triunfar en la experiencia matrimonial, es totalmente infundado. Una consulta a un cristiano casado y adulto, pronto disipará cualquier duda. Un médico de intachable reputación, si fuera necesario, puede disipar las preocupaciones. Con excepción de casos muy contados, todo joven y toda muchacha están físicamente capacitados para la vida sexual en el matrimonio. Si bien hay quienes se sienten atormentados por miedos a posible impotencia, los cristianos pueden confiar en su Padre Celestial, quien todo lo hace bien.

¿Y los comprometidos? Recuerdo el caso de un joven que me vino a consultar, diciendo: "Estoy comprometido para casarme. Tengo por delante dos años de estudios hasta terminar mi carrera universitaria. Puesto que mi novia y yo estamos decididos a casarnos, ¿no sería aceptable y apropiado que tuviésemos relaciones sexuales? Al fin y al cabo, exceptuando las firmas en el documento legal, ya somos casi marido y mujer . . . Además, las tentaciones son insoportables."

Según estadísticas compiladas en los Estados Unidos de América, uno de cada tres compromisos matrimoniales se cancelan y los jóvenes no llegan al altar. Mis propias observaciones en América Latina y en todo el mundo no hacen sino confirmar esas estadísticas. Además, una gran parte de los compromisos disueltos se rompen precisamente porque una de las partes padece sentimientos de culpabilidad. La conciencia queda atormentada por las ligeras y frívolas actitudes sexuales del uno hacia el otro. Esa situación, entonces, lleva a la ruptura del compromiso. De manera que el hecho de estar comprometido no autoriza las relaciones sexuales. Vez tras vez he tenido que aconsejar a jóvenes que llorando confiesan haber cometido un pecado sexual que los humilla y avergüenza, o por otra parte admiten que aunque no hayan llegado al acto culminante, la pasión de caricias y abrazos los hace sentir culpables, contaminados y confundidos.

La advertencia de Dios es clara: *"Eviten por todos los medios los pecados sexuales; los cristianos deben casarse en santidad y honor"* (1 Tesalonicenses 4:3, 4 BD). *"Sea honroso en todos el matrimonio y el lecho sin mancilla; pero a los fornicarios y a los adúlteros los juzgará Dios"* (Hebreos 13:4).

Por otro lado, cuando te casas es positivo ser ignorante en ciertos aspectos. Algunas de mis experiencias más lindas y risueñas ocurrieron durante mis tres primeros meses de casado. Los errores y las situaciones que pasamos tuvieron lugar porque ni mi esposa Patricia ni yo habíamos tenido experiencias previas. Una de las cosas más agradables es recordar cómo juntos aprendimos acerca de la maravilla del sexo.

TENTACIONES INSOPORTABLES

¿Qué ocurre cuando las tentaciones sexuales parecen insostenibles y las relaciones entre los novios sufren? ¿Qué se debe hacer?

Es posible que tan excitante pasión sea única y precisamente eso: pasión. En contraste con el verdadero amor, la codicia genera pasión sin barreras, y el "manoseo" consecuente causa tanto dolor y vergüenza en lo secreto del alma como el mismo acto final. En el cristiano verdadero el Espíritu Santo de Dios se contrista y la pareja pierde el "gozo de la salvación." La Biblia bien lo advierte: *"No contristen al Espíritu Santo de Dios"* (Efesios 4:30).

Si estás viviendo en tal torbellino de pasiones, no creas que una confesión superficial al Señor es suficiente para liberarte. A menos que estés dispuesto a romper con tales prácticas, la confesión es una burla, y ni tu conciencia ni Dios quedan satisfechos.

¿Qué se debe hacer?

En primer lugar, con sincero arrepentimiento confiesa que tal práctica es pecado. Dios te perdonará. Recuerda la promesa: *"Si confesamos nuestros pecados, él «Dios» es fiel y justo para perdonarnos nuestros pecados y limpiarnos de toda iniquidad"* (1 Juan 1:9).

En segundo lugar, pídele perdón a la otra persona. Este paso fortalece tu voluntad para frenar futuras tentaciones.

En tercer lugar, analiza si en verdad es amor lo que te llevó al noviazgo, o si fueron sólo los impulsos naturales. En caso de esto último, cuanto antes y de común acuerdo termina tu compromiso. Por otra parte, si el atractivo personal y el amor entre ambos va más allá de lo meramente físico, cumplan el mandato bíblico de casarse (1 Corintios 7:9). Pero deben asegurarse de que es verdadero amor lo que sienten. Sin este ingrediente, la excitación físico-emocional pronto dará lugar a la frustración.

ESTIMULO/SATISFACCION

Hay un gran abismo entre estímulo y satisfacción. Sólo en el verdadero amor que culmina en matrimonio el estímulo sexual trae consigo la profunda satisfacción que el ser humano tanto desea. El verdadero amor lleva a los enamorados a una entrega completa que se llama matrimonio. Y es en esas circunstancias que el sexo es no sólo excitante sino también gratificante.

La estimulación sexual sin límites lleva directamente a la pérdida de control personal. Si Cristo no controla las pasiones sexuales, si Cristo no está en control del corazón, la situación será semejante a un automóvil que va en bajada por una ruta montañosa, y los frenos empiezan a fallar. Cuando una persona comienza a jugar con el sexo, aunque Cristo esté en el corazón hay peligro inminente y prácticamente inevitable. Millares de muchachos y chicas se lamentan: "Yo tenía buenas intenciones y no quise fracasar, no quise caer; pero una tremenda fuerza nos impulsó y no pudimos parar."

Cuando una persona se aleja de Dios y comete inmoralidad, el resultado es que sus sentimientos para con la otra parte cambiarán: el amor—que en realidad era pasión desenfrenada—se convierte en desprecio hacia la otra persona, sentimiento que comienza al tratar de echar la culpa al otro. (Ver 2 Samuel 13:3-15)

Nunca hay satisfacción plena en las relaciones sexuales ilícitas. Puede haber excitación y estímulo, en extremo pasajeros, pero tras ellos llegará la decepción, un sinnúmero de sentimientos negativos en el alma del muchacho y la señorita.

SALVAJISMO

No podemos hacer a un lado la Biblia, olvidar las cosas de Dios, y creer que todo irá bien en la sociedad. No es verdad. El hombre que no tiene a Dios es como si se convirtiera otra vez en un ser salvaje. Cuando los principios bíblicos no gobiernan las actitudes y las acciones, la sociedad comienza a ir cuesta abajo.

La inmoralidad y la conducta sexual contraria a los planes de Dios, dan como resultado el embrutecimiento del hombre.

Si no hay arrepentimiento sincero, el proceso de embrutecimiento empieza a germinar, y se manifiesta en el rostro, las palabras, la conducta, la indiferencia y la violencia. La Biblia lo describe muy gráficamente: *"Como bestias, se entregan a los placeres que la carne les pide, arruinando así sus almas"* (Judas 10 BD).

Joven lector, Dios te creó a su imagen y semejanza. Vive de acuerdo a esa posición de honor. Es como un insulto al Señor cuando vives livianamente en el aspecto sexual. La vida es un regalo de Dios y nadie tiene derecho a arruinarla. Ni la propia ni la de ningún otro.

La capacidad moral, espiritual y racional distingue al ser humano de los animales. Sin embargo, cuando una persona hace de lado toda restricción y se entrega al sexo sin control divino, dicha persona se rebaja al nivel de los animales. Dios nos llama a la cordura y a la pureza. Leemos en la Palabra de Dios:

«Dice el Señor» Te haré entender y te enseñaré el camino en que debes andar; sobre ti fijaré mis ojos. No seas como el caballo o como el mulo, sin entendimiento, que han de ser sujetados con cabestro y con freno, porque si no, no se pueden dominar. Muchos dolores habrá para el impío; mas al que espera en el Señor, le rodea la misericordia. (Salmo 32:8-10)

Vivamos a la altura de la dignidad que Dios nos confirió como seres humanos.

LA PUREZA ES HERMOSA

Cuando el adolescente sueña despierto con el noviazgo y el matrimonio, ambiciona lo mejor. La muchacha de sus sueños es buena, bonita, de convicciones firmes. Por encima de todo, la novia de sus sueños es pura, es solo para él, no mira a los demás, no se permite libertades con otros porque está dedicada a uno solo, y ese uno es el soñador. ¡Maravillosos sueños!

Gracias a Dios que los jóvenes tienen sueños tan bellos, y que las jóvenes sueñan lo mismo en cuanto a su "príncipe." Ese fue y sigue siendo el plan de Dios, aun cuando el pecado del hombre lo haya manchado y nublado. Como indicación patente e innegable de la decadencia y disolución de la hora actual, tanto en la literatura, el teatro, la televisión, como también en el cine, podemos observar el cinismo y la bajeza que van en contra de los nobles y hermosos sentimientos juveniles.

Nuestro deber como cristianos es hablar de la posición bíblica, promoverla en el nombre del Señor y elevarla. Y más también, ver a los jóvenes redimidos de una vez por todas por la sangre de Cristo y el poder del Espíritu Santo de Dios, quien ansía penetrar en el alma juvenil y regenerarla.

Concluimos este capítulo con las Palabras que Dios dijo a través del apóstol Pablo:

> *En cuanto a las cosas de que me escribisteis, bien le está al hombre no tocar mujer, pero a causa de las fornicaciones, cada uno tenga su propia mujer, y cada una tenga su propio marido. El marido cumpla con la mujer el deber conyugal, y asimismo la mujer con el marido. La mujer no tiene potestad sobre su propio cuerpo, sino el marido; ni tampoco tiene el marido potestad sobre su propio cuerpo, sino la mujer. No se priven el uno del otro, a no ser por algún tiempo de común acuerdo, para ocuparse sosegadamente en la oración; y vuelvan a juntarse en uno, para que no los tiente Satanás a causa de vuestra incontinencia.*
>
> (1 Corintios 7:1-5)

5
¿Y por qué no?

Millares de personas se ofenden terriblemente cuando se les citan las palabras bíblicas *"No cometerás adulterio"* (Exodo 20:14). Por otro lado, centenares de jóvenes, incluso entre los cristianos, se preguntan sinceramente: "¿Y por qué no?" ¿Por qué prohíbe Dios las relaciones sexuales premaritales? ¿Por qué si Dios creó algo tan hermoso y emocionante, ahora nos lo prohíbe? ¿Qué causas movieron a Dios a prohibir las relaciones premaritales o extramaritales? ¿Qué tiene de malo participar del sexo con otra persona antes o fuera del matrimonio? ¿Qué razones tiene Dios para crear tal barrera?

Sucede que fuera del contexto del matrimonio, el sexo es causa de división, crueldad, perversión, muerte y condenación eterna. Dios quiere protegernos y protegerte. Quiere protegerte en lo emocional, en lo físico y en lo social. Cuando Dios dice "No lo hagas", es porque tiene una razón valedera.

TREMENDAMENTE ESTIMULANTE

¡Qué tremendamente estimulante es el sexo! ¡Y qué maravilloso es dentro del plan de Dios! Sin embargo, triste es saber que pocas personas conocen la verdadera satisfacción en este terreno.

Como bien mencionamos en el capítulo anterior, debemos diferenciar entre estimulación sexual y satisfacción. La estimulación sexual no es difícil de despertar, particularmente en el sexo masculino. Los varones tienen una forma muy rápida de ser despertados en sus deseos sexuales. La mujer, por su parte, tarda más en sentirse estimulada. En el hombre una mirada, un roce, una palabra, una prenda de vestir puede servir de estímulo.

Pero hay un abismo entre la estimulación y la satisfacción. ¿Por qué? Porque la estimulación lleva directamente a la pérdida de control personal. Si uno no se frena a tiempo puede llegar a cometer cualquier locura, incluso la de arrruinar su propia vida. Es como un automóvil lanzado cuesta abajo y sin frenos: no podrá detenerse.

La estimulación sexual fuera del matrimonio—es decir, fuera de los límites señalados—produce varios efectos. Por ejemplo:

1) **Desprecio hacia la otra persona.** Millares de amistades y hogares han sido derrumbados como consecuencia del juego liviano con esta fuerza poderosa.

El desprecio hacia el otro es una señal de que el sexo fuera del matrimonio es un pecado contra Dios.

2) **Se pierde el respeto propio.** ¿Por qué? Porque se está utilizando al otro de manera egoísta. Esta actitud es la raíz del concepto bíblico de "pecado". El pecado es, precisamente, egoísmo en acción.

3) **Resentimiento y sentido de culpa.** La conciencia queda manchada. Hasta el ateo y el incrédulo saben en su fuero interno que han hecho algo mal. Por eso los ateos, además de negar la existencia de Dios, del juicio y de los valores morales y espirituales, dedican mucho tiempo a justificar sus actos inmorales. En el alma humana hay una ley escrita por Dios, y esa ley nos dice que tal comportamiento es pecaminoso.

Cuando la conciencia queda manchada, hay un solo remedio. Sólo Cristo puede limpiarnos de todo pecado (1 Juan 1:7). Sí, hay perdón cuando con arrepentimiento sincero el pecador coloca su fe y confianza en el Hijo de Dios.

ESTIMULOS FALSOS

Joven, señorita, no busques estímulos falsos que sólo traen desilusiones. Ya llegará el tiempo de las experiencias sexuales y del goce sexual en plenitud. Llegarán de una forma preciosa cuando el Señor te dé la esposa o el esposo que El ha preparado para ti. Entonces disfrutarás realmente de la vida sexual. Entonces sí que todas las fibras de tu ser vibrarán de alegría y gratitud a Dios. Descubrirás lo grandioso que es el plan de Dios, lo maravilloso que es disfrutar de ese don suyo, sin que por un solo instante te turbe un sentimiento de culpabilidad.

Por el contrario, sentirás paz, alegría y satisfacción plena—no sólo a nivel físico sino también a nivel psicológico y espiritual. Así lo ha dispuesto Dios.

Por otro lado, explotar y usar indiscriminadamente a un tercero es ofensivo hasta para el mismo explotador. Aprovecharse de las emociones de otra persona, e incluso jugar con las propias, rebaja ese hermoso don del sexo a un plano anormal, animal.

YO TE AMO

Hay un viejo truco que han practicado los hombres a través de los siglos y generaciones. Lo hacen en la China y en las Américas; en Europa y en Africa; en Australia y en Rusia.

Los detalles y las circunstancias pueden variar, pero en esencia el quid de la cuestión es el mismo. La pareja está en la semioscuridad de un parque. Se encuentran solos. Las emociones están marchando a alta velocidad. El corazón late violentamente y todo el cuerpo parece vibrar como exaltado por un toque eléctrico inexplicable. De pronto, el muchacho comienza con el antiguo jueguito:

—¡Cristina!—susurra.

—¿Qué, Carlos?

—Cristina, ¿me amas?

—Sí, Carlos, te amo.

—¿De veras, Cristina, que me amas?

—Sí, Carlos. Te amo mucho.

—Pero Cristina, ¿me amas de veras mucho, mucho?

—Sí, Carlos, mucho, mucho.

—Cristina, ¿estás dispuesta a **demostrarme** ese amor?

—Sí, por supuesto, Carlos.

—¿Estás dispuesta a hacer **cualquier cosa** para demostrarme que de veras me amas?

—Por supuesto, Carlos. Cualquier cosa. **Cualquier cosa.**

—¿Estás segura?

—Sí, pídeme cualquier cosa, Carlos; estoy dispuesta a hacerla.

—Entonces—y aquí viene el ataque diabólico—entonces, Cristina, si **de veras** me amas y si **de veras** estás dispuesta a demostrármelo, vamos a hacer esto . . . y esto . . . y esto.

Y la necia joven cae en la trampa. Cuando menos se percatan de ello, el pecado los ha arrebatado, dando lugar a las pasiones de la carne. Satanás se retuerce de risa, y en los ojos de Jesucristo quien murió en la cruz para salvar a los hombres de estos pecados, yo veo una lágrima de tristeza.

Carlos le estaba diciendo a Cristina :"Te amo," pero en realidad le estaba tratando de decir: "Me amo a mí mismo, y quiero usar tu cuerpo para mi satisfacción." Eso no es amor; es simplemente uso egoísta de la belleza o la atracción de otra persona para satisfacer el egoísmo y la codicia. Por eso es malo. Pero cuando te das cuenta de que está mal, quizás ya sea demasiado tarde.

ARGUMENTOS

"Ah—me dice una señorita—, pero si nos amamos y estamos dispuestos a casarnos, ¿por qué no experimentar todos los deleites que ya se nos están acercando?" La razón es que el amor sabe esperar. Si el joven te ama, señorita, te esperará.

El muchacho que en verdad ama a su novia, nunca le pedirá pasarse de los límites ni se permitirá libertades en el manoseo. El verdadero amor es respetuoso, se sabe controlar, tiene ciertos límites temporales y los cumple con gusto.

Una de las características del amor es que quiere hacer todas las cosas bien. No tiene interés en destrozar el futuro por un placer superficial momentáneo y pasajero. Además, las relaciones prematrimoniales (sea que falte poco o mucho para el matrimonio) son un insulto al Dios Creador que hizo a esa joven para un solo hombre, que hizo al joven para una sola muchacha. El permitirse relaciones premaritales con quien aún no es tu cónyuge, y por lo tanto no tienes el 100% de seguridad de que sea la persona que Dios ha indicado, es un error supremo y ambos terminarán lastimados.

¿CUALES SON LAS CONSECUENCIAS DE LA INMORALIDAD?

Un filósofo dijo: "Si un noviazgo te eleva, es amor; si te rebaja, es pasión peligrosa."

Por otra parte la Biblia declara:

No se dejen engañar; de Dios nadie se mofa; pues todo lo que el hombre siembre, eso también segará. Porque el que siembra para su carne, de la carne cosechará corrupción; mas el que siembra para el espíritu, del espíritu cosechará vida eterna. (Gálatas 6:7-8)

¿Cuáles son las consecuencias de cometer inmoralidad?

En primer lugar, los que cometen inmoralidad se vuelven cínicos y burlones, y el corazón se endurece. Lo triste es que muy pocos se recuperan. Pierden la vitalidad y la alegría de la vida. Su alma se endurece, y por lo tanto creen que todo el mundo está endurecido también. ¿No has oído la frase común: "Todo el mundo lo hace"? Pues no es cierto. Todo el mundo **no** lo hace, aunque el inmoral diga que sí.

Hay muchos que cuando escuchan que hablamos del gozo de tener al Señor Jesús en la vida, y que ser puro es ser feliz y sentirse satisfecho, se sonríen con sarcasmo, diciendo: "Ja, ja." Numerosos jóvenes me han venido a decir: "Palau, cuando usted predica tiene que decir todas esas cosas lindas, pero entre usted y yo bien sabemos cómo son las cosas. No me va a hacer creer que lo que dice es verdad . . ."

San Pablo le dijo a su joven amigo Tito: *"Todas las cosas son puras para los puros, mas para los contaminados e incrédulos nada es puro; pues hasta su mente y su conciencia están contaminadas."* (Tito 1:15)

Cuando el corazón está corrompido, todo lo ve corrompido pues los ojos son, en realidad, un reflejo del alma. San Pedro exclama muy apropiadamente: *"Tienen los ojos llenos de adulterio, no se sacian de pecar"* (2 Pedro 2:14).

Recuerdo cierta vez que unos amigos de otra ciudad vinieron a visitarme. Salimos a pasear y ellos tomaban fotografías. Llegó el atardecer y mi amigo Roberto seguía sacando fotografías. Su esposa comenzó a decirle: —Vamos, Roberto, se está haciendo tarde y ya no hay suficiente luz. Termina de una vez con esas fotos.

—Perla—contestó Roberto—, no es tan tarde. Todavía hay buena luz.

Pero Perla seguía diciendo: —Está muy oscuro. Las fotografías no van a salir bien porque no hay luz adecuada.

Roberto por su parte trataba de convencer a su esposa.

—No te preocupes, Perla. Verás que tendremos fotos preciosas.

Al final Perla cayó en la cuenta de que tenía puestos sus anteojos para el sol, y exclamó: —Claro, ahora comprendo. Estos anteojos ahumados me daban la impresión de que estaba todo oscuro.

Esto es, precisamente, lo que ocurre cuando una persona cae en inmoralidad sexual. Su punto de vista moral se nubla, se oscurece. Algunos se vuelven tan cínicos y descreídos que les parece imposible que una persona pueda ser feliz y al mismo tiempo pura.

En segundo lugar, el individuo se torna sospechoso, inquieto y celoso. La memoria graba las imágenes de los males cometidos, y estas imágenes resucitarán en el momento más inoportuno, como si fuera un video cassette. A menudo sucederá cuando la persona está casada, en los instantes más sagrados, para así estropearlo todo.

La sospecha, la inquietud y los celos han arruinado millones y millones de hogares. Me refiero a los que son celosos sin causa, a los que creen que todos son iguales a ellos. Las Escrituras afirman: *"Las obras de la carne son evidentes, las cuales son: . . . celos . . ."* (Gálatas 5:19, 20).

En tercer lugar, si una persona comienza a tomar livianamente su vida sexual y actúa fuera de la voluntad de Dios en el área del sexo, está el peligro real de la transmisión y contagio de enfermedades venéreas. Estas no vienen por comer chocolate ni por tomar una taza de café en un restaurante. Estas enfermedades son producto de la inmoralidad. Y están aumentando porque hoy día a los jóvenes se les dice que el amor libre y la homosexualidad son cosas aceptables. Los que conocemos a Jesucristo y conocemos la Biblia, tenemos que hablar sobre este tema. De lo contrario, los liberales y los que viven lejos de Dios van a ganar influencia sobre los jóvenes haciéndoles creer que esa vida no tiene nada de malo porque "todo el mundo lo hace."

La sífilis y la gonorrea son dos de estas enfermedades. Y en los últimos años el SIDA (también conocido como peste rosa o AIDS) está aumentando, y millares hoy están infectados con este horrible mal. Hasta hace varios años se creía que estas enfermedades se podían controlar por medio de medicamentos y drogas apropiadas. Ahora los científicos han descubierto que las enfermedades venéreas rechazan los efectos de las potentes medicinas hasta el extremo que un paciente cuya enfermedad se repite con frecuencia, no puede recuperar la salud.

El drama del SIDA preocupa a muchos gobiernos. Las estadísticas son alarmantes. En los próximos años millares de personas han de morir de este mal. Cantidades astronómicas de dinero se invierten anualmente en investigaciones y luchas para combatir esta peste. Esto es lo que informan los médicos, no un predicador que podría ser tachado de anticuado.

Y lo peor del caso es que no sólo la persona que comete inmoralidad es quien contrae la enfermedad. Los males venéreos pueden llegar a afectar hasta la tercera y cuarta generación. Y en los últimos años se sabe de centenares de casos en que el afectado contagia a personas ajenas por medio de transfusiones de sangre. De modo que cuando una persona peca en el área sexual, no puede justificarse diciendo: "Lo que hago en mi vida es asunto mío y nadie tiene derecho a inmiscuirse en mis asuntos. Al fin de cuentas es mi cuerpo y a nadie debe interesarle lo que hago . . ." La cuestión es que nos interesa a todos porque hay consecuencias graves de esa vida egoísta y pasional. ¡Cuántos centenares y millares de hombres y mujeres no pueden disfrutar la plenitud de sus capacidades naturales porque sus padres, abuelos o incluso extraños cometieron inmoralidad sexual!

La inmoralidad debe pagar un precio muy alto. Es parte de la ley de la siembra y la cosecha (Gálatas 6:7). Con Dios no se puede jugar. El dice: "No lo hagas. No cometas inmoralidad sexual.'' Ocurre que El tiene un plan mucho mejor, un plan maravilloso y emocionante.

En cuarto lugar, las relaciones sexuales prematrimoniales o extramatrimoniales resultan un estorbo para luego poder conocer qué es el verdadero amor en toda su plenitud. Algo se ha ido. Algo se ha perdido.

Cuando una persona comete el error de confundir la relación sexual con el verdadero amor, experimenta una triste consecuencia: pierde esa sensibilidad necesaria para disfrutar del verdadero amor que Dios ha planeado para la pareja dentro del matrimonio. ¿Por qué decimos que pierde esa capacidad? Porque ha de confundir la excitación momentánea y pasional con la expectación pura del primer encuentro sexual del matrimonio.

En una de nuestras cruzadas se me acercó un joven bien vestido, culto, educado, de una buena posición económica, pero ya divorciado. Su ex mujer se había negado a perdonarlo y a volver a él por cuanto el muchacho le había sido infiel. En nuestra conversación el joven me dijo:

—Señor Palau, usted tiene razón. Aunque he procurado con toda mi alma encontrar de nuevo el amor, me siento incapacitado para poder diferenciarlo de la mera pasión. Sé que en lo íntimo de mi ser necesito amor, y sin embargo ya no puedo distinguirlo. Usted tiene razón.

Dios te perdonará si te arrepientes y pides su perdón. Te perdonará si le pides que entre en tu corazón y quieres cambiar. Por supuesto que te perdonará. Pero algo se ha perdido, algo se ha ido para no regresar jamás.

Cuando yo era muchacho tenía un amigo muy querido. Era un joven excepcional. Buen músico, una voz hermosa para cantar, dinámico, conversador, divertido. Era un excelente joven cristiano que rebosaba de vitalidad y alegría. Pero un día tuvo que irse a otra ciudad. Al tiempo regresó, y me di cuenta de que algo había ocurrido. Había perdido esa felicidad genuina, esa transparencia en la mirada. Sus ojos no miraban de la misma manera, parecían evasivos. Era evidente que algo había sucedido. Al final admitió haber cometido inmoralidad sexual. Y es lo que siempre sucede, joven lector. Comenzamos a advertirlo en el rostro porque la conciencia no dejará que seas el mismo de siempre. Algo se habrá perdido.

En quinto lugar, la inmoralidad sexual endurece el corazón y destruye la relación con Dios.

El apóstol Pablo afirma en la Biblia: *"¿O no saben que los injustos no heredarán el reino de Dios? No se dejen engañar; ni los idólatras, ni los adúlteros, ni los afeminados, ni los homosexuales . . . heredarán el reino de Dios"* (1 Corintios 6:9-10).

Y hay una advertencia de Dios que dice: *"El hombre que reprendido endurece la cerviz, de repente será quebrantado y no habrá para él medicina"* (Proverbios 29:1). Otra versión de la Biblia lo dice de esta manera: *"El hombre a quien se reprende a menudo pero rechaza la crítica será súbitamente quebrantado y jamás tendrá otra oportunidad"* (BD). Cuando comienzas a jugar con Dios, el Señor dice: "Ya es suficiente. Tendré que hacer algo contigo. Crees que habrás de salirte con la tuya, pero no es así."

La ley de Dios no se puede quebrantar sin que suframos las consecuencias. Dios condena la inmoralidad porque es pecado, y el pecado nos separa de Dios.

En sexto lugar, la inmoralidad puede arruinar todo tu futuro. Si como consecuencia de la liviandad sexual la joven queda embarazada, se desespera, sufre, se avergüenza y tendrá que vivir toda su vida recordando ese pecado que cometió por pura pasión y debilidad sexual. Y pobre la criaturita, que desde el comienzo vivirá sabiendo que no fue deseada, que fue un accidente, que no vino al mundo porque papá y mamá se unieron sexualmente dentro de la relación matrimonial. ¿Y qué si la mujer, la futura madre soltera, ante la frustración y el temor de ser descubierta intenta el aborto? ¡Qué terrible y qué triste! ¡Qué agonías interminables se grabarán a fuego en la conciencia!

Y si la parejita decidiera casarse porque ella está embarazada, las posibilidades de felicidad también son mínimas. Dos terceras partes de esos matrimonios se rompen antes de los dos años de casados. ¿La razón? No se casaron por amor sino para tratar de remediar el resultado de la pasión.

El mundo de hoy es un mundo de machismo y liberación femenina llevados al extremo. Recuerdo el caso de un sastre que conocimos en una de nuestras cruzadas en Latinoamérica. El dijo a uno de mis compañeros de Equipo: "Tengo ocho hijos. Cuatro con mi esposa y los otros cuatro con otras mujeres." Como dice el refrán, "En cada puerto un amor." ¡Qué gran maldición se cierne sobre un hombre que juega con las emociones femeninas y trae hijos al mundo sólo para gratificar su pasión insaciable y su ego! ¡Qué triste cuando una mujer se dice liberada y adopta una conducta sexual barata porque dice ser libre y dice tener derechos a vivir su vida como le da la gana! Por cierto que ese no es el plan de Dios para la humanidad. Dios sabía perfectamente cuáles serían las consecuencias, por eso lo prohibió.

En séptimo lugar, la inmoralidad sexual condena para toda la eternidad. La Biblia declara: *". . . adulterio, fornicación, inmundicia . . . los que practican tales cosas no heredarán el reino de Dios"* (Gálatas 5:19,21). (Ver también capítulo 6 de este libro.)

¡Cuántos jóvenes viven vidas arruinadas por el mal uso del sexo, por el sexo descontrolado! Y cuántos jóvenes rehúsan hacer caso del magnífico plan de victoria, alegría y plenitud tal como lo señala la Biblia.

¿Cuáles son entonces los resultados de salirse de los límites sexuales, ya seas soltero o casado? Pregúntale al rey David. En el salmo 38 él describe los efectos de su pecado, posiblemente el de cometer adulterio con Betsabé. David experimentó la agonía de la disciplina espiritual (vv. 1,2), tormento físico (vv. 3-10), aislamiento social (vv. 11-16) y ansiedad emocional (vv. 17-22). Un precio demasiado alto que pagar por un momento de pasión descontrolada. ¿No te parece?

6

¿Perdona Dios a los inmorales?

Hace tiempo hablé a 17.000 estudiantes universitarios en una conferencia misionera juvenil. Uno de los líderes me llamó y me dijo: —Luis, tiene que hablar con un muchacho de 19 años que quiere suicidarse.

—De acuerdo—respondí—, pero mejor que dos de ustedes me acompañen.

De manera que dos de los hombres vinieron conmigo y nos sentamos con este muchacho que blandía un cuchillo en su mano.

—Me voy a matar; me voy a matar—repetía continuamente.

—Debes calmarte—, le dije yo.

Era un lindo muchacho y tenía mucho talento para la música.

—Hablemos un poco—le sugerí.

Así que comenzamos a conversar y él me contó su historia. Cantaba en el coro de su iglesia. Tenía un buen empleo y estudiaba en la universidad.

—¿Por qué tienes ese cuchillo?—inquirí.

—Porque no soy digno de seguir viviendo.

—¿Qué quieres decir con eso de que no eres digno de seguir viviendo?—pregunté.

—Le di mi vida a Cristo cuando tenía 13 ó 14 años, no recuerdo bien—empezó a relatar el muchacho. Luego dijo que había caminado con el Señor algunos años, pero al final se había hecho amigo de un grupo de adolescentes que no eran cristianos.

—Comencé a leer literatura pornográfica—admitió el joven. —Me inicié en prácticas inmorales. Me enredé con mujeres de mala vida. Estoy tan contaminado que no soy digno de estar vivo.

—Ante todo dame ese cuchillo—me apresuré a decir. Me lo entregó, y yo me aseguré de que nos deshiciéramos del arma blanca. Hablamos un poco más con él. Le dije: —¿Sabes acaso que el Señor te ama a pesar de esos pecados groseros?

El no lo podía creer, así que abrí la Biblia y le leí las palabras del apóstol Juan cuando dice: *"La sangre de Jesucristo su Hijo nos limpia de todo pecado"* (1 Juan 1:7). Seguidamente le expliqué cómo podía comenzar otra vez. Debía humillarse ante Dios, arrepentirse y entregar todo su pasado al Señor. Le mencioné cómo yo había vencido la tentación, cómo había empezado a vivir la vida de victoria en Cristo. Después de algunos otros consejos, el joven comenzó a sonreír. Oramos juntos y él pidió perdón al Señor. Cuando acabamos de orar, el muchacho había cambiado radicalmente; ya no tenía pensamientos suicidas. Me dio un abrazo y se fue.

Cerca de tres días después que hubo terminado la conferencia, el joven me envió una notita. Decía lo siguiente: "Luis, me fue imposible llegar a usted entre los 17.000 estudiantes, pero quiero decirle que estoy libre. Soy libre."

Una jovencita de 16 años se acercó a la plataforma antes de empezar una de las grandes reuniones en una ciudad sudamericana. Pidió conversar con nosotros y empezó a llorar.

—Hace dos años—admitió—, cuando aún no conocía las enseñanzas de la Biblia, cometí un pecado sexual. Yo no sabía, no entendía, nunca había oído que fuera tan grave y tan malo pecar contra Dios y contra mí misma de esa manera. Ahora que he escuchado los mensajes de esta cruzada, reconozco mi maldad y quiero que Dios me perdone. Pero ¿hay esperanza para mí, señor Palau? ¿Hay esperanza de perdón del pasado y de un futuro feliz y un matrimonio bueno a pesar de que desde mi adolescencia he pecado tanto?

La respuesta es sí. Ahora bien, el primer paso que le indiqué a la jovencita fue recibir a Cristo en su corazón. Sin eso, todas las demás soluciones son como tomar una aspirina cuando uno tiene cáncer; de poco sirve.

Hay perdón y esperanza. Para ello murió Jesucristo. Para ello experimentó la cruz del Calvario. La declaración de la Biblia no deja lugar a dudas: *"Y nunca más me acordaré de sus pecados e iniquidades"* (Hebreos 10:17).

Sí, en Jesucristo hay limpieza, perdón y una vida nueva para quien con sinceridad se arrepiente y se convierte. La Biblia dice que Jesucristo murió en la cruz para poder perdonar nuestros pecados, y todos somos pecadores (Romanos 3:23). Ya sea en hechos o en nuestro pensamiento, todos hemos pecado contra Dios de alguna u otra manera. No sólo pecado de inmoralidad sexual sino también mentiras, engaños, desobediencia, envidia, orgullo, deslealtad.

HAY VICTORIA EN EL NUEVO NACIMIENTO

Jesucristo murió, derramó su sangre y abrió el camino para perdonar a quien está realmente arrepentido. Por eso te invito a que, si no lo has hecho antes, ahora mismo recibas a Cristo en tu corazón como tu salvador. Entrégale tu vida al Hijo de Dios. El afirmó: *"El que no nace de nuevo, no puede ver el reino de Dios . . ."* (Juan 3:3) Esto indica que aunque la muerte de Cristo es por cierto eficaz para limpiar y perdonar, es necesario que el individuo "nazca otra vez."

Nacer otra vez es comenzar de nuevo, cambiar totalmente de vida, ser hecho una nueva persona, entrar en una nueva dimensión espiritual. El mundo está buscando el nuevo nacimiento a pesar de que muchos no son conscientes de ello. En los momentos en que el ser humano recapacita seriamente, reconoce que algo anda mal en su vida. Por eso busca placeres, diversiones, dinero y cualquier cosa que parezca indicar una salida, un escape, triunfo sobre la frustración y la rutina.

La única solución posible es el nuevo nacimiento. Esta es una experiencia maravillosa. Cuando Cristo entra en el corazón, la vida cambia, el pasado queda enterrado, los pecados se olvidan y el Señor Jesús da paz a la conciencia y alegría al corazón.

COMO SE NACE DE NUEVO

Este segundo nacimiento no es el fruto de un esfuerzo humano. No se produce por el mero deseo de cambiar de vida. Por cierto que el invididuo debe desearlo, sin embargo ese solo hecho no habrá de producirlo. Por otro lado, el psicólogo, el psiquiatra y el sociólogo son impotentes para cambiar la naturaleza humana. El plan para el nuevo nacimiento según la voluntad de Dios está revelado en la Biblia. El fundamento es la cruz del Calvario. La Biblia dice: *"No han sido engendrados de sangre, ni de voluntad de carne, ni de voluntad de varón, sino de Dios"* (Juan 1:13).

Tal vez me digas que eres miembro de una iglesia . . . Celebro que así sea, pero eso en sí no indica que hayas nacido de nuevo. Otro podrá decir: "Mis padres son muy buenos cristianos." También me alegro por ello, y doy gracias al Señor por ese ejemplo, pero eso no quiere decir que tú seas cristiano o que hayas nacido de nuevo. Algún otro puede argumentar que no hace mal a nadie. Magnífico, pero es un concepto muy relativo. Los requisitos de Dios para una vida agradable a El son muy superiores a "no hacerle mal a nadie." Por otra parte, comparados con la perfección de Jesucristo nuestras obras de bien se reducen a nada.

Hay quienes alegan que fueron bautizados en su infancia, y por lo tanto son cristianos, pero la verdad es que tal bautismo no es indicación real de que en verdad lo son. Otros argumentan que han nacido en la iglesia, lo que según ellos les otorgaría el título de cristianos verdaderos. Pues no es así. El hecho de que uno nazca en un aeropuerto no significa que uno sea un avión; el nacer en un establo no significa que uno sea un caballo; el que una persona "nazca en la iglesia" no lo convierte automáticamente en cristiano.

Otros señalan que cantan en el coro, que son organistas o que realizan algún otro trabajo en la iglesia. Pero todos estos argumentos no son viables. Se nace de nuevo cuando Cristo entra en el corazón. Nacer otra vez es ser hechos hijos de Dios, como dice Juan en su Evangelio: *"Pero a todos los que le recibieron, a los que creen en su nombre, les dio potestad de ser hechos hijos de Dios"* (Juan 1:12).

LAVADOS PARA SIEMPRE

Por otra parte, necesitamos a Jesucristo para que él lave y limpie nuestro pasado. Todos tenemos una historia de pecados chicos y grandes. Algunos más que otros, pero todos sin excepción hemos pecado.

Necesitamos a Jesucristo si deseamos que nuestros pecados sean lavados. *"La sangre de Jesucristo su Hijo nos limpia de todo pecado,"* afirma la Escritura en 1 Juan 1:7.

Si crees que en tu pasado hay algo que Dios no puede perdonar, estás en un error. Dios perdonará cada uno de tus pecados pues por esa razón Cristo murió en la cruz.

He conocido a muchos que durante años creyeron que Dios nunca los perdonaría. Pero cuando oyeron el mensaje del evangelio, inmediatamente vinieron a los pies del Señor Jesús.

Dios te ama—no importa tu pasado. A través de Jesucristo puedes recibir perdón. Necesitas al Señor Jesús, no sólo para que El te dé poder a fin de controlar tu vida sexual, sino también para que El perdone todo tu pasado.

¿Cómo puedes apropiarte de este poder y este perdón? La Biblia dice que tienes que creer en Jesús. Tienes que creer que él murió en la cruz por ti. Además, debes **recibirle** en tu corazón. La Palabra de Dios declara: *"Cree en el Señor Jesucristo, y serás salvo, tú y tu casa"* (Hechos 16:31).

En **primer** lugar, El te perdonará. En **segundo** lugar, El vendrá a tu corazón. En **tercer** lugar, El te dará Su poder. A partir de ese momento serás una nueva persona. Comenzarás a vivir una vida diferente porque Jesucristo, el Hijo de Dios, estará viviendo en ti.

Ahora mismo pídele que entre en tu corazón.

Si quieres que Dios te use y si quieres triunfar espiritualmente en tu vida, debes ser puro en tus años adolescentes. En la Biblia se nos exhorta: *"Acuérdate de tu Creador en los días de tu juventud"* (Eclesiastés 12:1). Por eso me encanta hablarle a la gente joven. Por eso siempre digo a los adolescentes y a los muchachos y chicas jóvenes que vengan a Cristo en los años de su juventud.

Ven a Cristo ahora mismo. No esperes a que el pecado te atrape y te destruya. No esperes a que las pasiones gobiernen tu vida y te hagan caer. Ven a Cristo mientras eres joven, mientras eres sexualmente puro.

LA DECISION QUE HAY QUE TOMAR

Supón que mañana voy a tu casa, llamo a la puerta de calle y tú miras por la ventana para ver quién ha llamado. Ves que soy yo y debes tomar una decisión. ¿Vas a invitarme a entrar a tu casa o vas a ignorar mi llamada y hacer de cuenta que no has oído, hasta que yo me canso de esperar y me voy? Es un momento de decisión. O abres la puerta para decirme que pase, o la abres para decirme que me vaya, o tal vez no la abres y yo no podré entrar.

De la misma forma Jesucristo ha dicho: *"Yo estoy a la puerta y llamo; si alguno oye mi voz y abre la puerta, entraré a él, y cenaré con él, y él conmigo"* (Apocalipsis 3:20). Cristo está golpeando a la puerta de tu corazón, lector amigo. El quiere entrar en tu vida. Pero no entrará si no le abres la puerta de tu ser, la entrada a tu corazón.

Es preciso que tomes la decisión. En una sencilla oración dile al Señor:

Señor Jesús, Tú conoces mis pecados, mis problemas y las manchas de mi vida y de mi conciencia. Estoy arrepentido de mis pecados y fracasos. Señor, quiero cambiar mi vida. Señor Jesús, creo que has muerto en mi lugar, creo que tu sangre me limpiará de todo pecado. Creo que ahora vives. Entra en mi corazón, Señor Jesús, limpia mi pasado, hazme nacer otra vez porque quiero ser un hijo de Dios. Amén.

CAMBIO DE RUMBO

Al nacer otra vez, el rumbo y la dirección de la vida cambian totalmente. Como dice San Pablo: *"De modo que si alguno está en Cristo, nueva criatura es; las cosas viejas pasaron; he aquí todas son hechas nuevas"* (2 Corintios 5:17).

El Señor Jesús dijo: *"Yo he venido para que tengan vida, y para que la tengan en abundancia"* (Juan 10:10). Una vida abundante es una vida de gozo, una vida de paz, una vida de amor. Una vida abundante es una experiencia diaria que se va perfeccionando hasta que la persona madura espiritual y moralmente.

Al final de este libro hallarás una lista de algunos otros libros que yo he escrito y que te ayudarán en tu nueva vida espiritual.

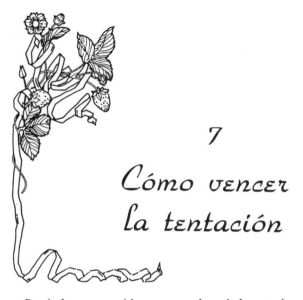

7

Cómo vencer la tentación

Según lo que consideramos en el capítulo anterior, Cristo tiene poder para perdonar. La Bibia enseña: *"«Jesucristo» en quien tenemos redención por medio de su sangre, el perdón de pecados, según las riquezas de su gracia"* (Efesios 1:7).

Asimismo debemos tener en cuenta que Cristo tiene poder para purificar la mente. *"Nosotros tenemos la mente de Cristo"* declara la Biblia en 1 Corintios 2:16. ¡Que revolución interna! Al convertirnos en hijos de Dios, recibimos una mente nueva, la mente de Cristo. Esto ocurre porque el Señor envía al Espíritu Santo a morar en nuestro corazón. El Espíritu de Dios nos da los pensamientos de Dios y nos ayuda a pensar de una manera nueva. Es por eso que el mandamiento de Romanos 12:2, *"transfórmense por medio de la renovación de vuestra mente"*, puede hacerse realidad en nosotros.

Por otra parte, debemos señalar que Cristo tiene poder para proteger. Tiene poder protector para guardarnos de caer en las tentaciones. Tenemos una maravillosa promesa de Dios: *"Ya no estamos atados a la ley, bajo la cual nos esclavizó el pecado; ahora somos libres bajo la gracia y la misericordia de Dios"* (Romanos 6:14 BD). Y además también tenemos una esperanza gloriosa: *"A Aquel que es poderoso para guardarlos sin caída, y presentarlos sin mancha delante de su gloria con gran alegría, al único y sabio Dios, nuestro Salvador, sea gloria y majestad"* (Judas 24, 25).

Los cristianos tenemos algo que los no cristianos no conocen ni comprenden. Hay una nueva dimensión que empieza en tu vida cuando invitas a Cristo a tu corazón. El Hijo de Dios vive en tu vida y estará contigo para siempre. Pero aunque somos de Cristo, igualmente tenemos tentaciones. La Biblia dice que nuestro adversario, el diablo, está como león rugiente, tentándonos, tratando de destruirnos. Tu vida siempre estará bajo el ataque del enemigo.

La tentación viene a personas de todos los tamaños, lugares y colores. A los ricos y a los pobres. A los cultos y a los ignorantes. A gente de todas las edades, todas las razas y todas las culturas.

Tal vez sientas que tus tentaciones son tan fuertes que no las puedes vencer. Si ése es tu caso, debo decirte que tengo buenas noticias: Jesús puede controlar tu vida sexual y la mía, pero no sólo el aspecto sexual sino mi vida toda. Por eso cuando era un muchachito le di mi vida a El. Y por eso debes estar seguro de que tienes a Cristo en tu vida. Necesitas al Señor Jesús en tu corazón a fin de que te dé poder para controlar esta tremenda fuerza llamada sexo. El apóstol Pablo declaró: *"Todo lo puedo en Cristo que me fortalece"* (Filipenses 4:13). Y la Biblia también declara: *"Con Cristo estoy juntamente crucificado, y ya no vivo yo, sino que Cristo vive en mí"* (Gálatas 2:20). Cuando Cristo viene a tu vida, te da poder para controlar tus pasiones y vencer la tentación de manera que vivas en pureza y en alegría. Por otra parte El prometió:

No les ha sobrevenido ninguna tentación que no sea humana; pero fiel es Dios, que no permitirá que sean tentados más de lo que puedan resistir, sino que proveerá también juntamente con la tentación la vía de escape, para que puedan soportar. (1 Corintios 10:13)

Recuerda que Cristo fue tentado como nosotros, y porque fue tentado, podemos ir a El sabiendo que nos entiende. El comprende tus tentaciones porque El mismo las tuvo. Sin embargo la Biblia afirma que Jesús no tuvo pecado (Hebreos 4:15). El fue santo, puro y venció la tentación.

Cuando el Señor Jesús estaba por ascender al cielo, prometió a sus apóstoles: *"Pero recibirán poder cuando haya venido sobre ustedes el Espíritu Santo"* (Hechos 1:8). El poder del cristiano es el poder para enfrentar la tentación—no sólo sexual sino también otras miles con las que nos enfrentamos. El cristiano tiene poder de Dios para vencer.

Sin Cristo no puedes hacerlo. Sin El no puedes vencer esos impulsos. Sin Cristo tu mente, tus pensamientos y tus impulsos están torcidos.

Porque Dios nos ama, nos creó y tiene un plan maravilloso para nuestra vida. El plan de Dios es que cada uno viva con Cristo, controlado por El. Pero a pesar de que el Señor está en control, el cristiano tiene libertad. En realidad la libertad no es el derecho de hacer lo que queremos, sino **el poder para hacer lo que debemos.** Por lo general, la gente cree que tener libertad es vivir de acuerdo a los deseos y pasiones de cada uno, con desenfreno, con plenos "derechos." Pero el ser humano es libre en verdad cuando tiene el poder interno para hacer lo que debe hacer.

El cristiano tiene la seguridad de que esa libertad y esa victoria son posibles porque Cristo está en el corazón. En la Biblia leemos una declaración de Jesús que no deja lugar a dudas: *"Si el Hijo «Jesucristo» los liberta, serán verdaderamente libres"* (Juan 8:36). Es en Cristo que tenemos el poder para hacer lo que debemos hacer, lo que agrada a Dios y trae paz y alegría al corazón.

Ahora bien, hay ciertos pasos prácticos que todo cristiano debe dar a fin de vivir en triunfo y no dar lugar al diablo:

1) **Evitar las compañías destructivas,** desaconsejables y denigrantes. No te hagas amigo de jóvenes que en su conversación o en su manera de actuar no son puros. Evita compañerismos que te perjudiquen. *"Las malas compañías corrompen las buenas costumbres"* (1 Corintios 15:33). Sí. Uno se

acostumbra, y casi sin advertirlo empieza a corromper sus costumbres. La Biblia también advierte:

Bienaventurado el varón que no anduvo en consejo de malos, ni estuvo en camino de pecadores, ni en silla de escarnecedores se ha sentado; sino que en la ley del Señor está su delicia, y en su ley medita de día y de noche. Será como árbol plantado junto a corrientes de agua, que da su fruto en su tiempo y su hoja no cae; y todo lo que hace, prosperará. (Salmo 1:1-3)

2) **Aprender a evitar el segundo vistazo, la segunda mirada.** Recuerdo el caso de una jovencita de 15 años en El Salvador. Era hija de un personaje importante del lugar, y nos dijo a mis compañeros de Equipo y a mí: "Sólo tengo 15 años, pero tengo la mente más sucia que usted pueda imaginar. Todos los días tengo en mi mente pensamientos impuros. Pareciera que fuera un nido de inmoralidad . . . ¿Cómo puede ser que a los 15 años yo sea así? ¿Qué voy a hacer cuando tenga 30 ó 40?" Estaba desesperada.

Esta muchacha había permitido que su mente se saturase de pensamientos impuros; evidentemente no había rechazado la segunda mirada. Si llenamos nuestra mente con basura, no sólo comenzaremos a fantasear sino que haremos flaquear nuestra voluntad. Lentamente, casi sin darnos cuenta, nos iremos debilitando en esta área tan crucial.

La Biblia dice que nosotros *"tenemos la mente de Cristo"* (1 Corintios 2:16). Por eso invitamos a la gente a tomar la decisión de aceptar a Jesucristo.

Cuando uno tiene al Señor Jesús en el corazón, según la Biblia no sólo recibe el perdón de pecados pasados sino que también recibe el Espíritu Santo, quien cambiará nuestra manera de pensar y recibiremos, al decir de la Biblia, la mente de Cristo. Tener la mente de Cristo quiere decir tener una mente pura, limpia, santa. Y esta es una promesa ciertísima para todos los hijos de Dios.

3) **Hacer un pacto con Dios para disciplinarte.** En el libro de Job leemos: *"Hice pacto con mis ojos, de no fijar mi vista en ninguna doncella"* (31:1). Una paráfrasis de la Biblia lo dice de esta manera: *"Este compromiso establecí con mis ojos: No mirar lujuriosamente a ninguna mujer"* (BD). Muchas de las tentaciones comienzan por la mirada. Hay que hacer un pacto con los ojos y decirle a Dios: "Señor, cuando venga la tentación visual, voy a rechazarla y voy a hacer un pacto con mis ojos."

Pero no es sólo nuestra mirada, es todo nuestro ser y nuestras acciones. La Biblia nos exhorta:

> *Por lo demás, hermanos, todo lo que es verdadero, todo lo respetable, todo lo justo, todo lo puro, todo lo amable, todo lo que es de buena reputación; si hay virtud alguna, si algo digno de alabanza, en esto pensad.* (Filipenses 4:8)

Todo comienza en la mente. De manera que si nuestros pensamientos son limpios, es mucho más difícil que Satanás y las tentaciones ganen terreno. "Todo lo puro . . . en esto pensad."

4) **Vivir en santidad.**

Las muchachas, por ejemplo, deben cuidarse en su forma de vestir. Si provocas a los jóvenes de esa manera, en realidad estás cometiendo inmoralidad. Hay chicas cuyo propósito al vestirse es atraer y a veces hasta atrapar a los hombres con el así llamado "encanto femenino." Cuando los propósitos no son nobles, la Biblia enseña que es adulterio, que es fornicación. La muchacha que se propone atraer al sexo opuesto de manera sexual (en el mal sentido de la palabra) está pecando tanto como si se hubiera ido a acostar con la persona. Dios hizo a las jóvenes para que las admiremos en belleza, por supuesto que sí, pero esa belleza no debe ser explotada equivocadamente en el área sexual. La vida sexual sólo se puede gozar en plenitud—física, moral y espiritual—en un matrimonio donde reine Cristo. La emoción sexual que se experimenta al coquetear en la calle o en los manoseos y jueguitos sexuales, no puede compararse a la inmensa satisfacción de una muchacha que se mantuvo virgen, pura, hasta el día del matrimonio.

El apóstol Pablo bien exhortó a su joven amigo Timoteo y a todos los jóvenes en general: *"Huye también de las pasiones juveniles, y sigue la justicia, la fe, el amor y la paz, con los que de corazón limpio invocan al Señor"* (2 Timoteo 2:22). Este pasaje nos habla de renunciar a lo profano y a las pasiones mundanas, y nos exhorta a caminar en santidad.

Ahora bien, santidad no significa que andamos con ropa negra, caras solemnes y mirada amarga. No. Santidad es una vida pura, una vida limpia.

"Seguid la paz con todos, y la santidad, sin la cual nadie verá al Señor" (Hebreos 12:14). ¿Qué significa que "nadie verá al Señor"? En primer lugar, si mueres sin que Cristo haya entrado en tu corazón, sin haber sido purificado por la sangre del Señor Jesús, estás perdido e irás a la eterna condenación.

En segundo lugar, significa que pierdes tu visión de Dios. Quizás hace tiempo diste tu vida a Cristo, pero luego comenzaste a jugar con pornografía, o empezaste a vivir y a actuar livianamente con el sexo opuesto, o tal vez manchaste y contaminaste tu conciencia. El resultado es que perdiste tu visión de Dios. La visión divina se pierde porque sin santidad no podremos ver al Señor. El apóstol Juan lo expresa de la siguiente manera:

Dios es luz, y no hay ningunas tinieblas en él. Si decimos que tenemos comunión con él, y andamos en tinieblas, mentimos, y no practicamos la verdad; pero si andamos en luz como él está en la luz, tenemos comunión unos con otros, y la sangre de Jesucristo su Hijo nos limpia de todo pecado. (1 Juan 1:5-7)

¿QUE SUCEDE EN TU VIDA CUANDO CRISTO REINA?

a) La vida se vuelve emocionante.

El Espíritu Santo entra en tu vida. Será emocionante porque tus pecados son perdonados, Cristo vive en ti, el Espíritu Santo dirige tus pasos y tú tienes deseos de servir a Dios.

b) Aparecerán los problemas.

Si haces a Cristo rey de tu vida, tal vez algunos de tus amigos te abandonen porque no querrán tener parte con alguien que camina con Dios. Debes estar preparado, pero cuando lleguen las dificultades y las pruebas, podrás decir confiado: "El Señor está conmigo y puedo soportar esta prueba por amor a El."

c) Hay un sentido de propósito y dirección en tu vida. Habrá disciplina, estabilidad y una manera de vivir consecuente. Tendrás metas claras que glorificarán a Dios.

d) Hay una tremenda expectación por el futuro.

Cuando permites que Cristo reine en tu vida y la controle, esa decisión te da una maravillosa esperanza para el futuro.

"Cristo vive en mí, y lo que ahora vivo en la carne, lo vivo en la fe del Hijo de Dios." (Gálatas 2:20) También puede ser tu experiencia. Podrás vivir de esta manera si vives en Jesucristo y Jesucristo en ti. Nada puede traer más satisfacción que una vida controlada por el Señor Jesús, quien es la fuente de toda pureza y santidad.

8

José y la esposa del General

Según la Biblia, el drama de la vida consta de tres partes: el éxito, la tentación y la victoria.

La voluntad permisiva de Dios y su plan para el mundo es que tú y yo cada día seamos tentados, y la manera en que nos enfrentamos a la tentación y respondemos a ella, es la clave del éxito o fracaso en la vida.

Todos debemos enfrentarnos a la tentación, y no sólo a la tentación sexual sino a la tentación de mentir, robar, despreciar a otros, ser orgullosos, ganar a expensas de terceros y miles de cosas más. Tú y yo debemos enfrentarnos a la tentación hasta el día de nuestra muerte. La cuestión es si yo tendré victoria sobre la tentación.

La victoria es el resultado de decisiones. Y la decisión más importante en la vida es la decisión de recibir a Jesucristo como Salvador y Señor. La decisión de decirle: ''Señor Jesús, quiero que vengas a mi vida, quiero que reines en mi vida, quiero que me des victoria. Quiero tener éxito y vencer la tentación.'' Dios es fiel y podemos estar confiados en que contestará nuestra oración.

La presencia de Dios prometida y real, y la bendición divina en su vida, fueron el secreto del éxito de José, el joven hebreo cuya historia leemos en el libro del Génesis en la Biblia.

Cuando José empezó a prosperar, pudo haber pensado:

—Por fin he triunfado ampliamente en esta cuestión de la esclavitud. Ahora estoy a cargo de este lugar, y voy a perseverar en este puesto. Soy administrador de las propiedades y bienes de uno de los hombres más importantes del país. Actuaré con mucha cautela y aquí me quedaré. Mis hermanos creyeron que me habían hecho mal, pero mírenme ahora. El Señor ha honrado mi fe.

Y de pronto, cuando todo parecía ir de maravillas para José, aparece una tremenda tentación, la tentación de la esposa de su amo.

Y era José de hermoso semblante y bella presencia. Aconteció después de esto, que la mujer de su amo puso sus ojos en José, y dijo: Duerme conmigo.

Y él no quiso, y dijo a la mujer de su amo: He aquí que mi señor no se preocupa conmigo

de lo que hay en casa, y ha puesto en mi mano
todo lo que tiene. No hay otro mayor que yo
en esta casa, y ninguna cosa me ha reservado
sino a ti, por cuanto tú eres su mujer; ¿cómo,
pues, haría yo este grande mal, y pecaría contra Dios?

Hablando ella a José cada día, y no escuchán-
dola él para acostarse al lado de ella, para
estar con ella, aconteció que entró él un día
en casa para hacer su oficio, y no había nadie
de los de casa allí. Y ella lo asió por su ropa,
diciendo: Duerme conmigo.

Entonces él dejó su ropa en las manos de ella,
y huyó y salió. Cuando vio ella que le había
dejado su ropa en sus manos, y había huido
fuera, llamó a los de la casa, y les habló diciendo: Mirad, nos ha traído un hebreo para
que hiciese burla de nosotros. Vino él a mí para
dormir conmigo, y yo di grandes voces; y vien-
do que yo alzaba la voz y gritaba, dejó junto
a mí su ropa, y huyó y salió.

Y ella puso junto a sí la ropa de José, hasta
que vino su señor a su casa. Entonces le habló
ella las mismas palabras, diciendo: El siervo
hebreo que nos trajiste, vino a mí para deshon-
rarme. Y cuando yo alcé mi voz y grité, él dejó su ropa junto a mí y huyó fuera.

Y sucedió que cuando oyó el amo de José las
palabras que su mujer le hablaba, diciendo:
Así me ha tratado tu siervo, se encendió en
furor. (Génesis 39:6-19)

José era "de hermoso semblante y bella presencia". Un muchacho bien parecido. Todos somos "de hermoso semblante y bella presencia"—para alguien. Pero Dios fue fiel y libró a José de esta tentación, y de la misma manera podemos confiar en que El nos dará el medio para escapar de la tentación. La divina promesa dada hace 2000 años aún tiene vigencia:

> *No les ha sobrevenido ninguna tentación que no sea humana; pero fiel es Dios, que no permitirá que sean tentados más de lo que puedan resistir, sino que proveerá también juntamente con la tentación la vía de escape, para que puedan soportar.* (1 Corintios 10:13)

En cuanto a la mujer de su amo, hallamos varias características que condenan su forma de actuar:

Codiciosa:

En primer lugar, "puso sus ojos" en José (v. 7). Aunque la codicia empieza en el corazón, vez tras vez en la Biblia el Señor enfatiza la importancia de la mirada. Para muchos la codicia se inicia precisamente allí. La tentación tiene su origen en nuestro ser interior, pero lo primero que se advierte es algo que llama la atención a nuestros ojos.

Y la Biblia dice que la esposa del general miró a José, vio que era apuesto y lo codició.

Sucede todos los días. Vas por la calle, has decidido que desde ahora en adelante has de vivir una vida pura y limpia; de pronto tus ojos descubren a alguien y tus pensamientos inician una carrera. Es normal, no está mal sentirse atraído hacia alguien del otro sexo. El Señor nos hizo de esa manera. La gran cuestión es cómo controlaremos esa atracción.

¿Recuerdas cuando Adán y Eva cayeron en pecado? La Biblia nos dice que la primera tentación que vino a Eva fue mirar el fruto del árbol que Dios había prohibido. Ella miró y vio que era hermoso. Fue atractivo a los ojos de Eva. La tentación comienza en la imaginación, en tus ojos y en tu mente.

Desvergonzada:

En segundo lugar, la mujer era una desvergonzada. Dijo a José: "Duerme conmigo" (v.7). No fue sutil. La pasión, en contraste con el amor, es desvergonzada. Puede parecer amor, pero fuera del matrimonio no tiene cabida.

Fue una proposición directa. Ahora bien, la mayoría de nosotros no hemos tenido la experiencia de que alguien realmente nos diga: "Ven a dormir conmigo", pero muchos lo hemos pensado en nuestras mentes. Sólo un hipócrita podría decir que nunca ha sido tentado. En algún momento de nuestra vida viene un tremendo deseo sexual incorrecto. Piensa en los millones que han cedido a la tentación. Piensa en las consecuencias.

Persistente-sagaz:

En tercer lugar, la mujer fue persistente. Día tras día acosaba a José con sus demandas. Si sólo fueras tentado una vez por año, y si previamente recibieras un anuncio diciendo: "Ten cuidado. El 12 de agosto tendrás una tentación", no sería difícil estar alerta.

Te pondrías en guardia y dirías: "Mejor que me prepare y me ponga a orar. El 12 de agosto se está acercando."

Pero Satanás no obra de esa manera. No te envía por correo un programa haciéndote saber los días en que serás tentado.

No importa cuándo venga la tentación, debemos ser como José quien dijo "no". Se rehusó en forma terminante. Y lo hizo repetidas veces. Nota que la mujer trató de acomodarse a la situación de José. Cuando José le dijo: "No, no voy a dormir contigo. Quiero permanecer puro. No pecaré contra Dios," ¿qué hizo la mujer? Sencillamente cambió la estrategia.

En cuarto lugar, era sagaz. Leemos que llamó a José "para acostarse al lado de ella, para estar con ella" (v.7). Comprendió que José no iba a caer en una tentación sexual directa. De manera que su salida fue decirle: "Y bueno, si es que eres tan exagerado y moralista, estemos juntos mientras mi esposo está de viaje. Eso no puede ser malo."

En otras palabras, le estaba diciendo: "Está bien, José, entiendo que tengas ciertos prejuicios y escrúpulos religiosos en cuanto al sexo fuera del matrimonio, de modo que no tenemos por qué llegar a eso. Si sólo somos **cariñosos,** no podrás decir que eso es inmoralidad."

¡Qué tremenda tentación! Tan real para José como puede ser real para muchos de nosotros. La tentación es la siguiente: "Bueno, soy una persona consagrada y creo en la ética moral del cristianismo. Por supuesto que no cometería inmoralidad, pero un poquito de romanticismo, coqueteo, miradas, insinuaciones sugestivas o caídas de ojos no puede ser malo.'' Eso era precisamente lo que la mujer le estaba sugiriendo. ''Te entiendo, José. No quieres cometer inmoralidad sexual. Estemos cerca y seamos románticos el uno con el otro. No hay nada de malo en eso, José.''

Y por supuesto, todos sabemos qué es lo que pasa. Comienzas con abrazos, y luego unos besos, y caricias, y entonces el deseo se hace más grande, incontenible, y finalmente cedes a la tentación.

Recuerdo haber visto un libro titulado JUEGOS QUE JUEGA LA GENTE. Hace tiempo en una revista leí un artículo titulado, ''Juegos inocentes que juega la gente.'' Sin embargo, los jueguitos allí descritos no tenían nada de inocentes. Eran juegos sucios, muy comunes hoy día en nuestra sociedad.

Todos los flirteos y coqueteos que vemos en las fiestas y reuniones sociales—las insinuaciones indiscretas, los roces casuales —se aceptan como cosas normales. Y esto no sólo sucede a nivel secular, sino que también está contaminando los encuentros entre cristianos. Hombres en la iglesia hacen proposiciones deshonestas a las mujeres de la iglesia, aunque en apariencia la proposición parezca inocente. Cosas tales como:

—¿La puedo llevar hasta su casa? ¿Tomamos un café?

Y por otro lado está el engañoso truco al que sucumben muchas mujeres casadas en un momento de debilidad. Se encuentran con un viejo amigo de la juventud, quien galantemente dice: ''Cristina, qué alegría y qué sorpresa. Estás espléndida. No has cambiado en absoluto desde que te vi por última vez en la escuela secundaria.'' ¿Es una broma? ¿Quién puede creer semejante cosa después de veinte años y cuatro hijos?

Pero quien tiene motivos adicionales a una simple galantería, sabe que esta treta funciona a las mil maravillas. Es un comentario que hace bien a la vanidad femenina, y muchas mujeres creen estas mentiras baratas. Algo muy dentro de nosotros ansía creer mentiras de Satanás tales como: ''Hace años que tu esposo no te dice una palabra en cuanto a lo linda que estás, Cristina. Y sin embargo, este viejo amigo es lo primero que menciona luego de veinte años. ¿Acaso no podría ser el verdadero amor que has estado buscando por tanto tiempo?''

Maquinadora:

Y en quinto lugar, la esposa de Potifar era maquinadora. Después de haber esperado meses quizás, por fin encontró el momento perfecto (Génesis 39:11-12). Tal vez haya planeado todo de manera que en la casa sólo estuvieran ellos dos. Así que fue a José, lo tomó de las ropas y lo abrazó—una mujer desesperadamente apasionada y egoísta.

No era amor, aun cuando incluso hoy a la pasión se la mal llama ''amor''. Y es por eso que hasta hogares cristianos se están haciendo pedazos. ¿Cuáles son las razones? Muchas, pero a menudo una pasión maquinadora tiene mucho que ver, y en repetidas ocasiones es el último golpe de gracia.

AMOR: HOY SI, MAÑANA NO.

José resistió la prueba, que en realidad le ayudó a convertirse en el joven triunfante que Dios deseaba que fuera. Hay que tener sumo cuidado con las artimañas y mentiras satánicas que nos hacen creer que pasión es equivalente a amor; que porque te pones nervioso, inquieto y te entusiasmas al conocer a una persona, eso es señal de amor; y que porque "es amor" existe el derecho a la intimidad sexual. No es amor, y tal derecho no existe.

Aquí tenemos prueba de ello: En el momento en que José rechaza a la mujer, el así llamado "amor" se convierte en profundo odio. La pasión se transforma en un desesperado deseo de destruir a José. En muchas ocasiones la pasión es precisamente odio, desprecio o tremendo egoísmo disfrazado de amor, usando la palabra "amor" como excusa.

LAS DEFENSAS DE JOSE

José se protegió de la tentación de varias maneras, y la Escritura nos revela cuáles fueron. En el versículo 8 leemos: "él no quiso." En esencia José estaba diciendo: "Mi espíritu hace que rehúse." En el Nuevo Testamento se nos recuerda: *"Con Cristo estoy juntamente crucificado, y ya no vivo yo, sino que Cristo vive en mí"* (Gálatas 2:20).

Rechazo:

"Estoy crucificado." Cuando nos enfrentamos a estas cuestiones de tentación sexual y flirteo, creo que como José debemos llevar todo a los pies de la cruz, diciendo: "Señor Jesús, aquí te presento este problema. Sería hipócrita y necio si lo negara. Soy tentado. A veces me asalta la tentación, y ésta es una de esas veces. Pero quiero arreglar este asunto en mi interior, Señor. Quiero rechazar tanto mental como físicamente todo lo relacionado con jueguitos sexuales, y hasta el coqueteo a distancia. Quiero solucionar esta cuestión de manera radical."

Todos tenemos que ocuparnos de resolver esta tentación, y cuanto más pronto lo hagamos, tanto mejor será. Una vez que el asunto está arreglado, una vez que ha tenido lugar la crucifixión del yo, no significa que nunca más has de ser tentado. Pero cuando la tentación vuelva, la decisión íntima que hicimos al pie de la cruz hará las cosas más fáciles. Aunque la tentación se nos presente en la forma más atractiva y llamativa, puedes considerar que ya está resuelta a la sombra de la cruz.

José entregó su vida a Dios cuando era un adolescente, y porque Dios estaba con él, José pudo rechazar la oferta de la mujer. Su voluntad y su espíritu habían tomado una determinación. ¿Están tu voluntad y tu espíritu determinados a ser puros, santos, a vivir para Dios, a permitir que Cristo controle tu vida y tu sexualidad?

Lealtad:
Lo que José en realidad dice a la mujer es: "Estaría siendo desleal. Mi amo confía en mí todo lo relacionado con su hacienda; él me ha dado toda su autoridad. No me ha prohibido ninguna cosa, salvo

tú porque eres su esposa, y si cometiera ese pecado, estaría siendo desleal.'' (vv. 8-9)

José no podía soportar la idea de traicionar a su amo. ¿Por qué? Porque en su corazón era puro.

Ahora bien, tal vez digas: ''Pero Luis, yo eso lo entiendo porque ella era una mujer casada que pertenecía a su marido. Pero si nosotros somos solteros, ¿por qué está tan mal tener relaciones sexuales? Después de todo ni yo ni ella (o él) pertenecemos a nadie.''

En primer lugar, **sí** perteneces a alguien. Quizás aún no conozcas a la persona, pero un día te has de casar y todo lo que poseas y todo lo que seas pertenecerá a esa persona. Así que no puedes darte el lujo de entregarte a otro. Cuando tienes relaciones sexuales, estás dando a la otra persona algo maravilloso y hermoso a los ojos de Dios. La Biblia dice que te conviertes en una sola cosa con la otra parte. La Palabra de Dios nos exhorta a no cometer inmoralidad, adulterio ni fornicación porque el plan de Dios es que disfrutemos la sexualidad en el matrimonio.

Si te mantienes puro, caminas con Dios y te casas con un cristiano en la voluntad de Dios y con la bendición de tus padres y de la iglesia, entonces podrás disfrutar de un matrimonio maravilloso.

Sentido común:

En tercer lugar, José dice a la mujer: ''No me perteneces. Eres su mujer, no la mía.''

Ahora bien, un joven tal vez podría argumentar: ''No, claro que no es mi esposa, pero tampoco es la esposa de ningún otro. Es soltera.'' El Señor tiene una persona para ti, y ésa es la única persona que te pertenece. Y tú perteneces a esa persona. De manera que este razonamiento de José también es válido para dos personas solteras.

José solucionó el problema en forma intelectual, utilizando su sentido común. Dios nos ayuda a vencer la tentación sexual clarificando el problema en nuestra mente. Es cierto que no estamos exentos del deseo y la tentación, pero según la Biblia podemos manejar la cuestión intelectualmente: ''Ella (o él) no me pertenece, por lo tanto es asunto terminado.''

Honestidad:

José exclama con respecto a su amo: *''¿Cómo podría yo hacerle una maldad tan grande como ésta?''* (v. 9). Un mensaje muy claro. Maldad. Las relaciones sexuales fuera de los límites del matrimonio constituyen sin duda alguna una gran maldad, es decir pecado. No son jueguitos sin importancia.

Esta es, sin duda, una de las causas que está destruyendo nuestra sociedad. Si piensas que tales aventuras amorosas no tienen trascendencia, considera los efectos que están teniendo en el mundo. La mayoría de los países es tremendamente pobre y cuenta con un elevado porcentaje de población ilegítima (en algunos casos hasta el 70%). Como resultado de la inmoralidad sexual, hay un terrible sentido de insatisfacción y vacío en la estructura social.

No hay excepción a esta regla: Al margen de la educación, desarrollo cultural, poder económico e influencia religiosa de una sociedad, habrá sufrimiento indecible e infinidad de problemas como consecuencia de la inmoralidad sexual.

No podemos cerrar los ojos a la realidad, diciendo: —Es una cuestión secundaria. Comes, tomas una copa, lo haces y te olvidas.

No. No te olvidas. La inmoralidad constituye un grave pecado. José reconoció el hecho de que era un pecado contra Dios. ''¿Por qué habría yo de pecar contra Dios?'' Con toda seguridad que el joven fue poderosamente tentado, como cualquier otro en las mismas circunstancias. Pero arregló la situación de manera espiritual y a la vez con su razonamiento intelectual. Solucionó las cosas con el Señor:

—Está mal. Es pecado. No me perteneces. No quiero hacerlo. Olvídalo, mujer.

Nota que primero, su voluntad y su espíritu estaban determinados. En segundo lugar, su alma no podía concebir la idea de inmoralidad. En tercer lugar, en su intelecto tenía las cosas claras y estaba convencido de cuál debía ser su comportamiento. En cuarto lugar, era pecado porque hería a otra persona. Y en quinto lugar, era un pecado contra Dios.

LISTO PARA HUIR

Por otra parte, José también fue práctico. Después de los cinco argumentos que presentó, explicando a la esposa del general por qué no cedería a la tentación, hizo algo de lo que todos debemos aprender. Cuando se dio cuenta de que esta mujer haría cualquier cosa que estuviera a su alcance para atraparlo, estuvo listo para huir y huyó. La Biblia nos advierte:

"Huye también de las pasiones juveniles", y luego se indica el camino mejor, *"y sigue la justicia, la fe, el amor y la paz, con los que de corazón limpio invocan al Señor"* (2 Timoteo 2:22).

Hay ciertas personas de quienes debemos huir. Hay ciertos lugares que debemos evitar. Si tú sabes que cierto tipo de persona es una tentación para ti, mantente alejado de ella. La Biblia nos dice que debemos huir, y esa huida no es cobardía sino sabiduría.

Recuerdo haber aconsejado a una dama, una persona muy capaz y activa en una iglesia cristiana evangélica. Había comenzado a trabajar en una escuela donde uno de sus colegas empezó a hacerle insinuaciones amorosas. Ella se sorprendió, le comentó a su esposo y ambos oraron por el asunto. Su esposo le dijo que cuando él era tentado, simplemente sacaba una fotografía de ella y los niños, y se decía: "Soy casado. Amo a mi esposa. Hay que desechar la tentación."

El colega hizo otra insinuación, y la mujer contestó:

—Le he contado a mi esposo. Esto te puede crear dificultades, así que termina de una vez.

Cuando el hombre insistió por tercera vez, ella cedió y cometió inmoralidad, no una sola vez sino dos. Luego me confesó: —No me siento muy culpable por lo ocurrido. Sé que está mal, pero no tengo gran remordimiento, y eso me preocupa.

No fue suficiente con decirle al esposo. En mi opinión ella debió haberse alejado de la tentación; debió haber dado pasos prácticos para protegerse de manera efectiva, tal como hizo José. Si permaneces innecesariamente donde sabes que hay tentación; si persistes en relaciones amistosas que te exponen a la tentación y a la caída, estás corriendo demasiados riesgos. José dejó todo y huyó.

Por lo tanto, los pasos que dio José son los mismos pasos que debemos dar nosotros: 1) en nuestro espíritu—estamos crucificados en la presencia del Señor; 2) en nuestro **intelecto**—solucionamos el problema de una vez por todas. Nadie me pertenece con excepción de mi cónyuge, y 3) en nuestra **voluntad**—huimos con determinación. Es entonces que obtendremos victoria.

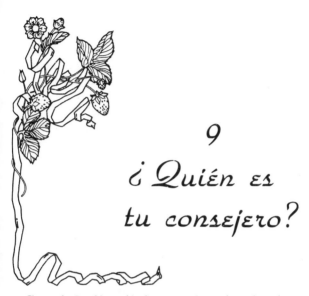

9
¿Quién es tu consejero?

Caso 1: La línea límite parecía anticuada e irrelevante. Sara pisó la línea, preguntándose qué sucedería si la cruzaba. Finalmente la persuación de Andrés, su novio, la convenció y cruzó el límite.

Varias semanas más tarde la jovencita de 16 años descubrió que estaba embarazada. "Nunca voy a olvidar el pánico que sentí," admite Sara. "Andrés estaba de viaje y yo vivía con papá ya que mis padres son divorciados. Realmente no sabía a quién acudir."

Cuando Andrés regresó de su viaje, los dos adolescentes se casaron, pero los problemas de Sara distaban mucho de haber llegado a una solución. Soledad, presiones financieras y lamentos.

"Espero que Andrés y yo sigamos juntos. Por su trabajo él tiene que estar mucho fuera de casa, mientras yo me aburro encerrada todo el día," confiesa

Sara. "De modo que tal vez debamos separarnos. La cuestión es que uno tiene que poner tanto de sí para que un matrimonio funcione como es debido, y la opción del divorcio parecería tan fácil . . ."

A Sara le habían parecido anticuados los deseos de Dios en cuanto a la pureza antes del matrimonio. Sin embargo, ella no había reparado en el hecho de que Dios en su amor y sabiduría ha establecido límites para nuestra propia protección. La muchacha ahora no tiene más remedio que sufrir las consecuencias de su desobediencia.

Las normas divinas de la pureza en las relaciones interpersonales están lejos de ser anticuadas, aunque por otro lado contradigan los lineamientos de conducta de nuestro tiempo.

Caso 2: —Mi hijo de 14 años me dio la sorpresa más grande y desagradable de toda mi vida—me contaba un padre. Los dos regresaban al hogar luego de haber asistido a una de nuestras Noches de la Juventud en una ciudad capital de América Latina.

—Papá—había dicho el muchachito—, lo que se dijo en el estadio esta noche es verdad. A mí me pasó lo que dijo Palau.

—¿A qué te refieres? —había preguntado el padre, curioso.

—¿Recuerdas que hace seis meses fui al médico? ¿Sabes qué me dijo? Me aconsejó que cuanto antes buscara a una muchacha y tuviera relaciones sexuales con ella.

Caso 3: Una profesora universitaria estaba pasando por la agonía más triste de su vida. El esposo, haciéndose pasar por cristiano, le había ofrecido amor y matrimonio. Poco después de casados viajaron juntos al extranjero. En pocas semanas ella descubrió que su marido le era infiel. Después de haber tenido un hermoso bebito, la mujer regresó a su patria sin su marido.

La tortura mental y emocional comenzó a carcomerla. Se sentía rechazada. ¿Qué pensarían sus amistades y parientes de la disolución de su hogar? ¿Qué sería de ese hijito sin un padre? ¿Podría ella sola alimentarlo, criarlo y educarlo?

En su desesperación concertó una cita con un psicólogo. La joven se dijo: "¿Quién mejor para orientarme, encauzar mis ideas y aliviar mis tensiones?" Grande fue su sorpresa cuando el consejo del "experto" fue que ella fuese en busca de otro hombre, aunque más no fuera para una relación pasajera. Este psicólogo le había dicho que sus tensiones nerviosas provenían de la falta de satisfacción sexual.

Caso 4: Siempre recuerdo con tristeza el caso de un amigo de mi juventud que arruinó su futuro por escuchar y obedecer una sugerencia similar. ¡Cuántas tragedias innecesarias como resultado de ir tras consejeros de maldad!

Y vez tras vez vemos que personas sinceras se hallan frente a un consejo inmoral e inadmisible de un así llamado "profesional."

Caso 5: Hace unos años una agencia de noticias señaló que un reconocido ex arzobispo inglés, a los 83 años de edad había declarado: "Hay mucho que decir a favor del sexo premarital. No sería fornicación si ambas partes estuviesen dispuestas a casarse en el futuro." ¡Qué tremenda ironía que estas palabras hayan provenido de quien supuestamente conoce la Biblia y debiera defender los propósitos y la ética divina tal como se revela en las Sagradas Escrituras!

Caso personal: Hace muchos años, cuando yo tenía sólo 12, me sentía todo un hombrecito. Estábamos en vacaciones en la escuela, y por lo tanto yo estaba ayudando con el negocio de mi familia. El trabajo era para mí un agradable respiro luego de los exámenes que había tenido que rendir.

Un día estaba ayudando en la entrega de un cargamento de bolsas de cemento. El conductor del camión, un obrero de unos 20 años de edad, era muy amable y siempre me alentaba cuando hacíamos algún trabajito juntos.

Un día me llamó y me dijo: —Luis, ya te estás convirtiendo en un hombre. No tienes papá, y por lo tanto necesitas que alguien te hable acerca de ciertas cosas de la vida.

Mi corazón empezó a latir con fuerza al pensar que al final alguien me daría respuestas directas a las muchas preguntas que yo tenía. Pero en lugar de explicarme nada, el conductor del camión simplemente abrió una revista y fue dando vuelta las páginas mientras yo observaba incrédulo fotografías de hombres y mujeres desnudos. Estaba sorprendido y asqueado.

Luego no conseguía sacar esas imágenes de mi cabeza. Me sentí sucio, degradado y tremendamente culpable. Pensamientos impuros comenzaron a invadir mi mente. Antes había sentido curiosidad, pero siempre había resistido la tentación de mirar tales revistas. De pronto alguien la puso al alcance de mi mano y yo sentí repulsión.

No fue sino hasta que cumplí los 23 años que un hombre cristiano me habló claramente sobre el punto de vista de la Biblia en cuanto al sexo, y para mí fue una sorpresa ver lo mucho que la Biblia hablaba sobre este tema.

En vista de mi propia experiencia, considero que es un crimen que como cristianos dejemos que otros se encarguen de tratar este tema, ya que lo más corriente es presentar sólo la anatomía y el aspecto físico de la reproducción. Debemos dejar en claro lo que Dios dice sobre el aspecto total del amor, el matrimonio y el sexo.

REVOLUCION SEXUAL

Hace varios años la "revolución sexual" declaró que los imperativos bíblicos en cuanto al sexo dentro del matrimonio son ideas anticuadas. Defensores de esta "liberación" sexual señalaban que si uno se siente solo y con necesidad de afecto, entonces tiene derecho a satisfacer esas necesidades a través de una experiencia sexual.

Como consecuencia, mucha gente utilizó esta lógica: "Bueno, entonces tal vez no esté mal cometer inmoralidad bajo ciertas circunstancias." Matrimonios a prueba, sexo grupal, intercambio de cónyuge por una noche y otros "experimentos" sexuales se han convertido en más y más populares. Pero algunos de quienes habían defendido tal estilo de vida, ahora lamentan sus esfuerzos para promover el libertinaje sexual. Uno de ellos hace tiempo admitió: "He aprendido que no hay juegos sin reglas."

La gente puede intentar romper las reglas morales de Dios, pero las consecuencias siempre habrá que pagarlas.

Este hombre citaba el estudio realizado por cierta revista "Cosmopolita" en que más de 100.000 mujeres confirmaban que a ambos lados del Atlántico había habido una revolución en las actitudes y comportamiento sexual. ¿Cómo se sentían esas mujeres? La mayoría estaba desilusionada con el fruto emocional cosechado. Ese informe abiertamente sugería que tal vez ya se estuviera iniciando una contrarrevolución sexual.

La cosecha destructora de la promiscuidad en nuestra sociedad—enfermedades venéreas, cicatrices emocionales, abandono y naufragio espiritual—ha sido un precio muy alto por los placeres momentáneos de haber sembrado en la carne.

Seas soltero o casado, divorciado o viudo, Dios comprende tus tentaciones y necesidades particulares. Confía en El y ten presente que *"Dios proveerá a todas vuestras necesidades conforme a sus riquezas en gloria en Cristo Jesús"* (Filipenses 4:19). No importa lo que hagan otros. Confía en la promesa de Dios. Comienza hoy mismo tu propia contrarrevolución sexual.

¿EN QUIEN CONFIAR?

"¿En quién puedo confiar?" Esta es la pregunta que se hacen millares de muchachos y chicas. "¿Dónde encontraré respuestas claras y precisas?" se preguntan. Hay tres posibilidades.

1) Si tu pregunta es de carácter moral y espiritual, la respuesta está en la Bilbia.

2) Si se trata de una pregunta de carácter físico, mecánico, o fisiológico, consulta con un médico de reputación intachable, si fuera posible un médico amigo de la familia. O quizás en tu misma familia haya alguien deseoso de hablarte y aconsejarte.

3) Si necesitas respuestas prácticas sobre las relaciones sexuales y matrimoniales felices, tus padres pueden ser una magnífica fuente de consejos. No te avergüences de acercarte a ellos y compárteles tus dudas. Por otra parte, si quieres una perspectiva más, observa a una pareja cristiana casada, hazte amigo de ellos, y luego siéntete en libertad de hablar con ellos y plantearles tus inquietudes.

ABSOLUTOS QUE NO CAMBIAN

Ciertas cosas siempre permanecen de la misma manera. Por ejemplo, $2+2$ es siempre 4; 1 metro consta de 100 centímetros; la composición química del agua es siempre H_2O; el ser humano necesita aire en sus pulmones para vivir. Estas son cosas inmutables. La Palabra de Dios, por su parte, jamás cambia. Dijo el Señor Jesús: *"El cielo y la tierra pasarán, pero mis palabras no pasarán"* (Marcos 13:31). Hablando con su Padre, Jesús declaró: *"Tu Palabra es verdad"* (Juan 17:17).

Joven, señorita, alégrate. En la Biblia hay autoridad clara y absoluta. La Biblia es la última palabra en cuanto a cuestiones morales y espirituales. Y la experiencia de incontables millones que creemos en ella y la obedecemos, confirma las promesas y aseveraciones de Dios. *"Toda Escritura es inspirada por Dios, y es útil para enseñar, para redargüir, para corregir, para instruir en justicia, a fin de que el hombre de Dios, sea enteramente apto, bien pertrechado para toda buena obra"* (2 Timoteo 3:16-17).

Sin ambigüedades y sin rodeos la Biblia ilumina el sendero a seguir. El corazón honesto y sincero no tropezará con dudas. Los deseos de Dios, sus planes y sus órdenes de amor son vívidos e inconfundibles, particularmente en lo que se refiere al uso y abuso del sexo.

Cuando el Señor dio a Israel los Diez Mandamientos, dijo: "Escucha, Israel. Yo te saqué de la esclavitud no para hacerte nuevamente esclavo sino para que seas libre. Y si permaneces dentro de los límites que te daré, serás libre. Tendrás suficiente lugar para moverte con libertad. De modo que disfruta de lo que te he dado."

Pero las declaraciones de Dios también incluyen una palabra de alerta: "Serás libre siempre y cuando permanezcas dentro de mis límites. Cuando trates de mover los límites o quieras saltar el cerco, nuevamente estarás en esclavitud."

Estoy convencido de que ésta es la manera en que Dios quiere que consideremos sus mandamientos. El apóstol Juan nos recuerda: *"Amar a Dios es obedecer sus mandamientos; y esto no es difícil"* (1 Juan 5:3 BD). Los mandamientos de Dios son vida.

El propósito de los mandamientos divinos no es proporcionar salvación sino dejarnos un fundamento—un fundamento sobre el cual edificar en nuestras vidas más y más características de Jesucristo, quien vive en nosotros cuando lo recibimos en el corazón. (Cf. Gálatas 2:20; 3:19-29).

Yo siempre aconsejo a los jóvenes que dediquen tiempo a su vida devocional, a leer la Palabra de Dios, hablar con Dios en oración y tratar de conocerle más y mejor cada día. Es a través de esa relación Padre-hijo que el joven se prepara de la manera más efectiva, ya que diariamente pasará tiempo hermoso junto al mejor Consejero.

LA GRAN PREGUNTA: ¿REINA DIOS EN TU VIDA?

¿Gobierna Dios tu intelecto? ¿Le has rendido tu intelecto al Señor? ¿A quién acudes cuando tienes preguntas morales y espirituales? ¿En quién buscas respuestas cuando tienes dudas e inquietudes? ¿Acudes a la Biblia, la Palabra de Dios? ¿Crees en las Sagradas Escrituras? ¿A quién prestas oídos para los problemas de tu vida?

Joven, señorita, sujeta tu intelecto a la revelación de Dios, la Biblia. Podrás leer decenas de libros, pero la verdadera autoridad está en la Palabra de Dios, no en nuestra inteligencia ni en nuestras experiencias.

¿Reina Dios sobre tu vida moral? Esto es lo que la Biblia llama "santidad". El Señor dijo: *"Sean santos porque yo soy santo"* (1 Pedro 1:16). Y la Biblia también declara: *"Seguid la paz con todos y la santidad sin la cual nadie verá al Señor"* (Hebreos 12:14). ¿Gobierna Dios tu vida moral? ¿Eres santo? ¿Vives una vida santa? ¿Una vida pura? ¿Es Dios rey de tu sexualidad? ¿Está tu sexualidad sujeta al señorío de Dios? ¿Eres un joven santo? ¿Eres una muchacha santa? Ser santo no significa ir por todos los lados con cara de amargado. No. Ser santo significa ser puro, transparente y caminar en la luz con Dios.

Hemos aconsejado a centenares que han caído en inmoralidad sexual. ¿Por qué? Porque Dios no era rey sobre la vida sexual.

¿Estás sujeto a la voluntad de Dios? ¿Reina Dios en tu vida cuando debes tomar decisiones? ¿Alguna vez has orado al Señor encomendándole el hogar que un día habrás de formar? ¿Le has dicho a Dios: "Señor, toma mi vida mientras soy soltero y sé mi rey. Y cuando me case, dame un esposo o una esposa que también te tenga por rey en su vida"? ¿Has orado esta oración al Señor?

La Biblia dice: *"Sean llenos del Espíritu «Santo»"* (Efesios 5:18). Estar llenos del Espíritu Santo es tener a Dios como rey sobre toda nuestra vida. Eso es permitir que nuestro consejero sea el Señor Todopoderoso. Eso es comenzar a vivir en victoria.

10
Amor Verdadero

El carnaval del mundo engaña tanto que las vidas
son breves mascaradas; aquí aprendemos a reír con
llanto y también a reír con carcajadas.

Juan de Dios Peza

Estos tristes versos no son una exageración de la
realidad que vivimos. Millares de personas asenti-
rían, diciendo: "Es verdad. Es verdad."

¡Cuántos muchachos y muchachas han sido enga-
ñados y, como resultado, están decepcionados de la
vida! Creen que no hay esperanza. Pero sin embargo
sí la hay, y por ello termino el libro con este capítulo
final que trata sobre el verdadero amor en la pareja,
y seis aspectos importantes a tener en cuenta cuando dos jóvenes están pensando en casarse.

El amor verdadero es el sentimiento más grandioso
del mundo, pero no todos lo han experimentado. La
búsqueda del amor comienza en la niñez. Dios nos
hizo para el amor, para amar y para ser amados.
Comenzamos a palpar algo del amor primeramente
en la relación con nuestros padres, luego con los her-

manos y después los amiguitos de la infancia. ¡Qué
dichosos el niño y el joven cuando en el hogar
conocen el afecto, la ternura, la calidez y la firmeza
del amor en la familia!

ANSIAS DEL CORAZON

El corazón ansía ser amado, ansía una intimidad
profunda. La busca porque la necesita. Así nos creó
Dios. En la niñez buscamos esa intimidad con compañeros del mismo sexo y más o menos de la misma
edad. Al llegar a la pubertad comienza el interés por
el sexo opuesto, algo lógico. La pubertad es la edad
en que comienzan a despertarse en el cuerpo y en
la mente los impulsos y deseos sexuales. ¡Qué años
tan emocionantes, llenos de intriga y a la vez de
temores, y a veces de un poco de confusión!

Pero dentro de ese recién nacido interés por el
físico propio y por el sexo opuesto, el corazón sigue
buscando una relación muy especial y exclusiva con
una sola persona. Todo nuestro ser clama por verdadera fidelidad en nuestro compañero. Se busca a
alguien con quien compartir la vida, alguien a quien
descubrir toda el alma, los pensamientos, las emociones, los odios y los más secretos deseos.

AMOR Y PASION

Hoy en día la palabra amor ya casi ha perdido el
significado original porque nuestro mundo lo ha torcido. A decir verdad son muchos los que no están
seguros de lo que es el amor. La gente está conven-

cida de que pasión sexual es amor, pero sin embargo hay una gran diferencia entre una y otro. El amor tiene muchos aspectos, es multifacético. El amor tiene que ver con tu intelecto, con tus emociones, con tu vida toda; el sexo es una parte del amor, no lo es todo. Es muy distinto sentir una especie de ''electricidad'' hacia la otra persona, que tener real amor por ella.

El amor comprende todos los aspectos de la vida, no sólo el físico. El amor conlleva compromiso, una relación emocional duradera, por eso debe guardarse dentro del matrimonio. Es por esa razón que la Biblia dice que debes tener un esposo (o una esposa) hasta que la muerte los separe. Por ello la Palabra de Dios afirma que el sexo premarital es pecado. Las Escrituras dejan muy en claro que no debemos cometer inmoralidad sexual y que sólo debemos tener relaciones sexuales con nuestro cónyuge. Todo lo demás es pecado, todo lo demás NO es amor verdadero.

¿COMO ES EL AMOR?

Centenares de cartas y preguntas personales giran en torno a esta pregunta: ''¿Cómo puedo distinguir el verdadero amor? ¿Cómo puedo estar seguro de que los sentimientos hacia mi novia son amor verdadero? ¿Cómo podré estar seguro de que este amor debe culminar en matrimonio?''

Al amor no se le puede analizar científicamente. He leído mil definiciones del amor y ninguna me satisface. Sin embargo sabemos que *"Dios es amor"* (1 Juan 4:8). En uno de los grandes capítulos de la

Biblia (1 Corintios 13) encontramos un maravilloso cántico al amor, donde no se lo define pero se lo describe:

El amor es paciente, es servicial; el amor no tiene envidia, el amor no es jactancioso, no se engríe; no hace nada indecoroso, no busca su propio interés, no se irrita, no toma en cuenta el mal; no se goza de la injusticia, mas se goza de la verdad. Todo lo excusa, todo lo cree, todo lo espera, todo lo soporta. El amor no caduca jamás. (vv.4-8)

Tratemos entonces de delinear las características más sobresalientes del verdadero amor por un lado, y de la pasión egoísta por otro.

VERDADERO AMOR vs. PASION EGOISTA

VERDADERO AMOR	PASION EGOISTA
1. Paciente.	1. Urgente, con demandas nerviosas.
2. Servicial, benigno.	2. Cruel, usa a la otra persona.
3. No es celoso ni envidioso.	3. Celoso sin razón, sospechoso.
4. No es jactancioso, no se engríe.	4. Es presumido, principalmente con sus amigos.
5. No es orgulloso ni arrogante.	5. Es orgulloso, egoísta, descortés.

6. No es grosero; comportamiento correcto.

6. Impropio, sensual, indecente.

7. No trata de salirse siempre con la suya, piensa en el otro.

7. Quiere lo suyo, tiene demandas, saca ventajas de las situaciones.

8. No es irritable sino compasivo y amable.

8. Irritable, quisquilloso.

9. No guarda rencor.

9. Rencoroso.

10. No le gustan las injusticias ni lo que es incorrecto.

10. Se alegra en lo que está mal.

11. Todo lo sufre. Es fiel y leal a la otra parte.

11. Es infiel.

12. Todo lo cree; cree en la otra persona.

12. No tiene confianza.

13. Todo lo espera. Espera lo mejor del otro.

13. Toma las cosas a a la ligera

14. Todo lo soporta; defiende a la otra parte con paciencia.

14. Impaciente.

15. Nunca deja de ser; no caduca.

15. Hoy está, mañana tal vez no.

UN CIELO DE INTIMIDAD

Dios hizo al hombre y a la mujer para que experimenten la indescriptible alegría de la unión y la comunión en el matrimonio.

El matrimonio es la fusión de dos mentes y dos corazones, dos sueños de ser felices. La pareja debe compartir todo, aun aquello que no es fácil. Esto ocurre en un proceso de crecimiento y maduración que requiere tiempo y esfuerzo de ambos.

Dios creó al hombre, luego creó a la mujer porque no era bueno para el hombre estar solo. De modo que los unió. Por esa razón el hombre debe dejar a su padre y a su madre, debe unirse a su mujer y ser una sola carne con ella. No sólo física sino también emocional, intelectual y espiritualmente.

A TODO NIVEL

La unión y comunión de que hablamos son posibles. Ahora bien, es importante tener en cuenta que para casarse uno debe buscar unidad a todo nivel.

En primer lugar, tiene que haber unión y comunión ESPIRITUAL. Para ello es imprescindible que los dos tengan a Cristo en el corazón. De lo contrario la comunión en el terreno espiritual no puede existir. No hay vida espiritual en aquellos que no han aceptado al Señor Jesús como Salvador. No puede haber unión y comunión en el hogar si primero no se ha experimentado lo mismo con Dios. La verdadera intimidad comienza con unidad espiritual en Cristo, la cual luego une a la pareja en todos los aspectos de la vida.

Hay quienes dicen: "Bueno, de todos maneras lo haré y el Señor me perdonará." Algunas muchachas se justifican, diciendo: "Bueno, pero sucede que en las iglesias no hay jóvenes apuestos. Me voy a casar con aquel muchacho aunque no crea en el Señor Jesús. No va a la iglesia pero yo lo voy a cambiar."

Y diciendo así van al altar, se arrodillan y tratan de pedir la bendición de Dios, algo que el Señor no les puede dar porque están en desobediencia. Un cristiano no debe casarse con uno que todavía no tenga a Cristo en el corazón. Están equivocados al orar a Dios: "Señor, te pido que por esta única vez me concedas que dos más dos no sea cuatro. Por favor que por esta vez no ocurra lo que dice la Biblia si me caso con un inconverso."

La Palabra de Dios no deja lugar a ningún tipo de dudas en este aspecto:

No se unan en yugo desigual con los incrédulos; porque ¿qué asociación tiene la justicia con la injusticia? ¿Y qué comunión la luz con las tinieblas? . . . ¿O qué parte el creyente con el incrédulo? (2 Corintios 6:14, 15)

En segundo lugar, la unión tiene que ser INTE-LECTUAL. Lo ideal sería que ambos tengan un desarrollo similar en el terreno del intelecto. A veces en el fervor de la adolescencia y la juventud se quieren dejar de lado las diferencias—y a veces abismos—en cuanto a cultura y educación. Muchas veces a medida que pasa el tiempo comienzan o aumentan los tropiezos, las dificultades y las luchas.

Uno se puede llegar a avergonzar del otro, y el otro puede sentirse herido. Por supuesto que hay casos en que la pareja consigue salvar las diferencias, pero eso requiere aceptación, madurez y humildad de ambas partes.

En tercer lugar, cuando pienses en la persona con quien te vas a casar, yo aconsejo tener en cuenta que la unión matrimonial debe darse también a nivel SOCIAL. Es bueno que haya similitudes en el roce social, en las costumbres de ambos. Por cierto que es posible desarrollar estas costumbres, pero las grandes diferencias sociales entre los cónyuges, a la larga pueden producir tensiones. Yo he aconsejado a cientos de parejas cristianas, sinceras, con ambiciones nobles, pero a la vez con tremendas luchas porque en el aspecto social no había unidad.

En cuarto lugar, tiene que haber unidad a nivel EMOCIONAL, o sea en el grado de madurez mutua. Es por ello que en mi opinión sería aconsejable que no existieran diferencias de edad demasiado marcadas. De lo contrario a veces habrán de originarse luchas porque uno será muchos menos maduro que el otro, el más maduro perderá la paciencia, y las divergencias resultarán en tristezas y dificultades.

En quinto lugar, los jóvenes deben considerar la importancia de la unidad VOCACIONAL. Ambos tienen que entender claramente cuál va a ser el propósito de su vida juntos. ¿Qué objetivos tiene cada uno? Si uno quiere ser misionero y el otro desea una vida fácil y cómoda y no está dispuesto a cambiar, no habrá compatibilidad. Si uno quiere ser pastor y el otro no siente amor por el pastorado, es inútil que siga el noviazgo ya que las metas son disímiles.

Por último, la unión en el matrimonio llegará a ser FISICA.

Joven, señorita, ustedes que aún son solteros, lean la Biblia, confíen en las promesas del Señor, y desarrollen convicciones bíblicas para la amistad con personas del sexo opuesto y para el noviazgo. Luego entonces podrán disfrutar la satisfacción que viene de una relación donde Cristo es el centro, una relación que se desarrolla dentro de los límites divinos, que son sabios y que provienen del corazón amoroso de Dios.

Y ahora permanecen la fe, la esperanza y el amor; pero el mayor de ellos es el amor.

(1 Corintios 13:13)

Si tienes alguna pregunta referente a este libro, o deseas información adicional, favor de escribir a:

Cruzada con Luis Palau
Apartado 15
Guatemala, Guatemala

Casilla de Correo 4949
1000 Buenos Aires, Argentina

Otros Libros por Luis Palau:

¿Con quién me casaré? (nueva edición)
Anda sobre las aguas, Pedro
Grito de victoria
A cara descubierta
El clímax de la historia
A su manera — El camino de Dios hacia la cumbre
  (nueva edición)
Disciplinas libertadoras
Mi respuesta

Títulos en la serie **Cruzada** (libros de bolsillo):

¿Quieres un hogar feliz?
¿Qué quieres que haga por ti?
¿Eres cristiano? ¿Sí o No?
Una conciencia transparente
Decisiones a la sombra de la cruz
Sueña grandes sueños
Ocultismo y brujería frente a Dios
¿A favor, o en contra de Dios?

Solicite este material en la librería cristiana de su ciudad.

Si su librero no los tiene, indíquele que puede solicitarlos a:

UNILIT/MIAMI
1360 N.W. 88th Ave.
Miami, FL 33172